ANNA TRÖKES

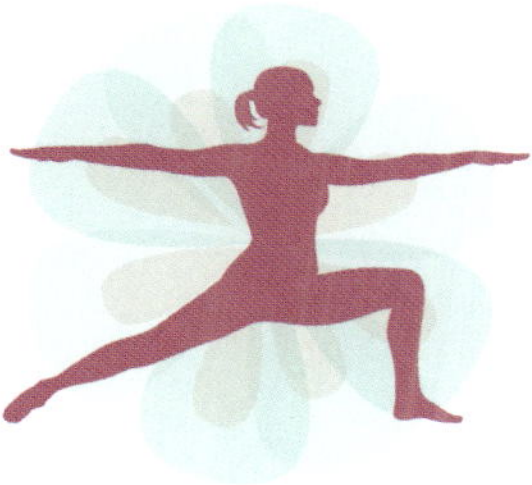

Der kleine Alltags-Yogi

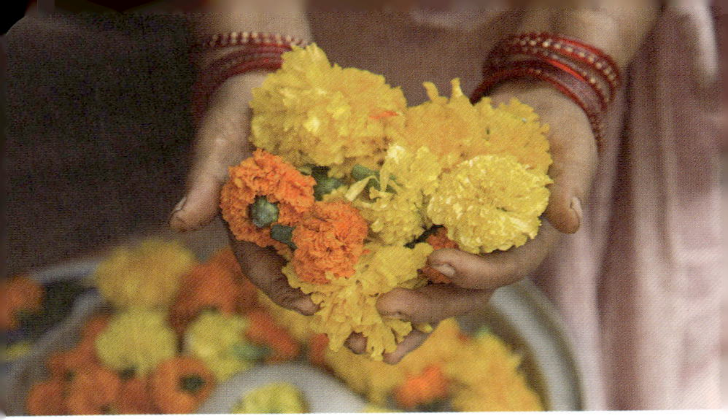

WIE YOGA DAS LEBEN TAG FÜR TAG BEREICHERT

DER ACHTGLIEDRIGE YOGAPFAD

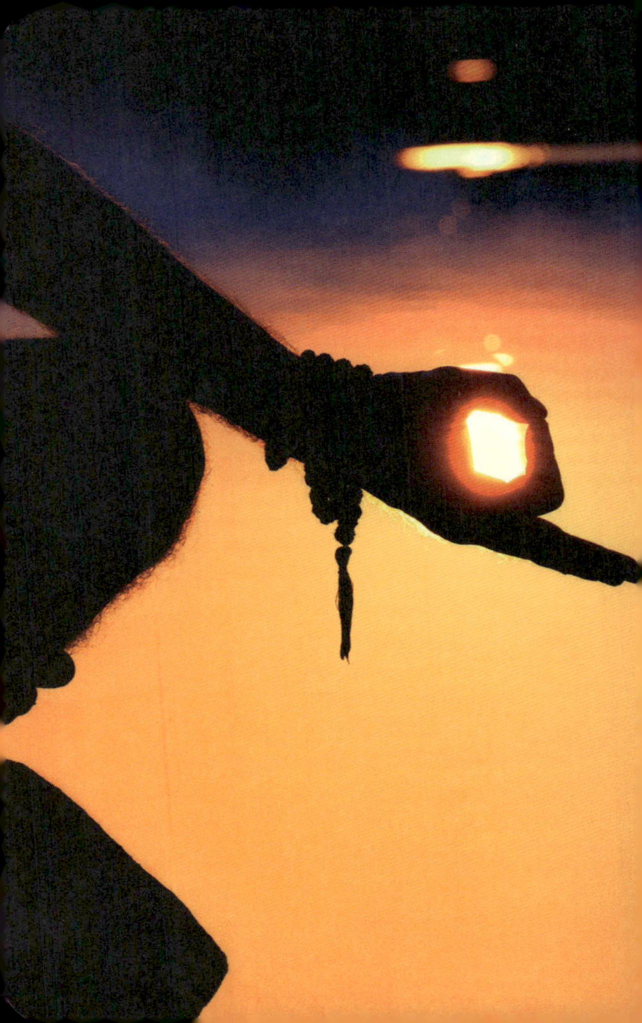

Wie Yoga das Leben

Tag für Tag bereichert

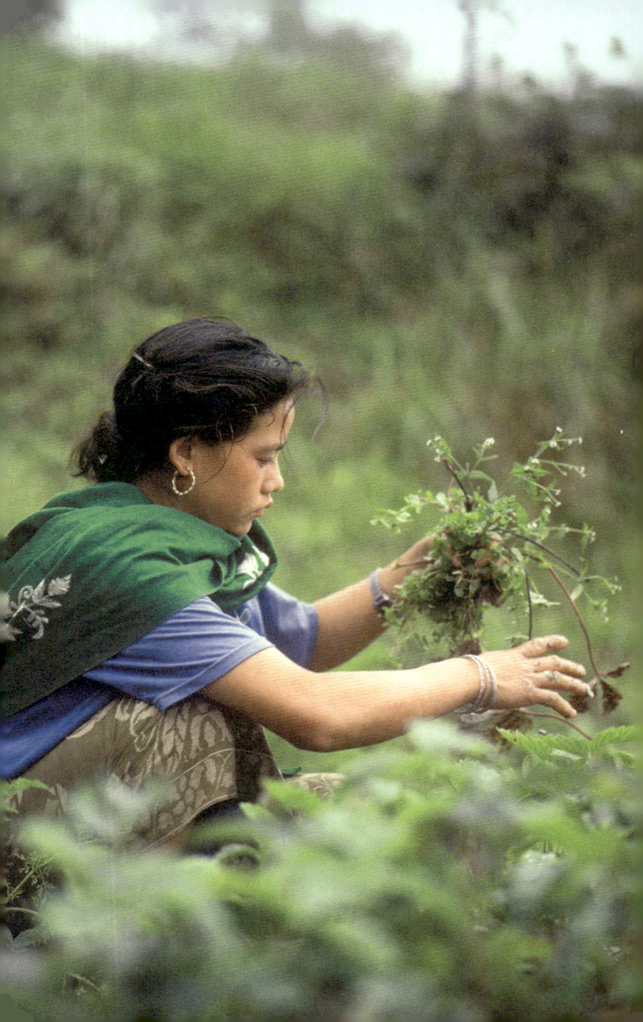

Yoga ist eine Lebenskunst

Yoga ist in der Mitte der Gesellschaft angekommen. Millionen Menschen praktizieren heute Asanas, die Körperübungen. Nur wenige wissen jedoch, dass der Yoga ein zutiefst ganzheitliches Denk- und Übungssystem anbietet, das den Menschen in all seinen Aspekten anspricht.

Yoga zu machen heißt, bewusst im Hier und Jetzt zu leben. Yoga lehrt uns, den Geist so stabil und ruhig werden zu lassen, dass er den gegenwärtigen Augenblick ganz erfassen kann. Yoga lehrt uns, das Leben mit Klarheit, Achtsamkeit und Freude zu führen. Tag für Tag – unter besonderen Umständen, aber vor allem im Alltag. Yoga ist ein Weg zu wahrer Lebenskunst: Werden Sie also eine Alltags-Yogini, ein Alltags-Yogi!
Dazu brauchen Sie nicht einmal eine Yogamatte auszurollen oder die Kleidung zu wechseln. Der Yoga ist in erster Linie eine Lebensphilosophie, die sich im Denken und Handeln ausdrückt. Und

dann ist er auch noch ein Körperübungssystem, eine hervorragende Atemschulung und ein Weg zu mehr Sammlung, innerer Ruhe, Meditation. Das bedeutet, dass wir keineswegs besonders fit oder beweglich sein müssen, um mit dem Yoga zu beginnen! Tatsache ist, dass die meisten Menschen gerade dann beginnen, sich für Yoga zu interessieren, wenn es ihnen nicht so gut geht. Sie erhoffen sich Linderung ihrer Beschwerden, wenn der Rücken oder Nacken schmerzt, und Hilfe, wenn der Geist nicht mehr zur Ruhe kommt, vielleicht sogar der Burnout droht. Denn Yoga steht im Ruf, den Menschen in seiner Gesamtheit zu sehen, nicht nur seine Symptome, und auf körperlicher, geistiger und seelischer Ebene hilfreich zu sein.
Das führt dazu, dass Yoga heute mehr und mehr als Therapie verstanden wird. Auch wenn viele Übungen therapeutischen Nutzen haben, ist der Ansatz der Yogalehre aber viel grundsätzlicher. Es geht nicht nur darum, das, was schiefgelaufen ist, zu korrigieren. Der Yoga möchte uns vielmehr lehren, warum etwas schiefgelaufen ist und wie wir ein Denken und Verhalten einüben können, das förderlicher ist als das bisher erlernte.

»Jeder kann Yoga machen –
solange er atmen kann!«

Pattabhi Jois (Begründer des Ashtanga-Yoga)

DIE WELT DES YOGA

Indien ist die Heimat des Yoga. Er ist ganz tief in der Kultur und Geisteswelt des indischen Subkontinents gegründet und hat dort eine wechselvolle Entwicklung durchlaufen.

Die Ursprünge des Yoga verlieren sich im Dunkel der Geschichte. Es wird heute vermutet, dass die ersten Techniken, die man definitiv mit den Lehren des Yoga in Verbindung bringen kann, zwischen dem 5. und 3. Jahrhundert v. Chr. entstanden, denn erst seit dieser Zeit liegen den Wissenschaftlern aussagekräftige Beweise vor. Die erste systematische Darstellung der Yogalehre finden wir in der *Kathaka Upanishad,* einem Lehrtext, der etwa 300 v. Chr. entstand.

Was bedeutet »Yoga«?

Der Begriff beschreibt in der altindischen Sprache Sanskrit die Wege, ihre Perspektiven und das Ziel des Yoga. Das erklärt, warum es für diesen komplexen Begriff nicht nur eine Übersetzung oder Definition gibt, sondern viele. Jede beleuchtet einen der zahlreichen Aspekte der Yogalehre.

EINHEIT UND KONZENTRATION

Die indoeuropäische Wortwurzel *yuj* bedeutet so viel wie »zusammenbinden, anschirren, in ein Joch spannen«. Die Wortwurzel spiegelt sich auch in den modernen Sprachen wider: Joch (deutsch), *yoke* (englisch) oder *youk* (französisch). Das Bild des Jochs zeigt uns, dass es im Yoga darum geht, auseinanderstrebende Kräfte – wie Körper und Geist – zusammenzuführen, um sich zu einer ganzheitlichen Persönlichkeit zu entwickeln. In diesem Zusammenhang wird Yoga meist mit »Einheit« übersetzt.

In der Wortbedeutung von »Anjochung« verbirgt sich noch ein weiterer Gedanke. Jeder Mensch weiß, wie unstet unser Geist ist. Wenn wir ihn nicht »am Zügel nehmen«, schweift er wieder und wieder ab, ist wie ein wildes Pferd nicht zu bändigen. In diesem Zusammenhang bedeutet Yoga »Sammlung« und »Konzentration«.

LOSLASSEN UND GEISTIGE RUHE

Gleichzeitig führt uns der Yoga aber auch in einen Zustand, der uns erlaubt, alles loszulassen, was unseren Geist beschäftigt und bewegt. Dies gelingt im Verlauf der Übungspraxis immer länger und besser. In diesem Zusammenhang bedeutet Yoga »Gelöstheit« und »Gleichmut«.

Wenn ein Mensch sich in einem Zustand von Gelöstheit und Gleichmut befindet, ist sein Geist durch nichts mehr beunruhigt und wird ganz still. Dieses Stillwerden wird oft verglichen mit dem Wasser eines Sees. Ist es aufgewühlt, können wir

nur die Oberfläche erkennen. Beruhigt es sich, sinken alle Sedimente auf den Boden und wir können bis auf den Grund schauen. Das Ende aller Aktivitäten, die das Wasser bewegen würden, wird im Yoga *nirodha* genannt.
In diesem Zusammenhang bedeutet Yoga »das Zur-Ruhe-Kommen aller Aktivitäten des Geistes«. »Yoga machen« bedeutet also ursprünglich, dass wir unseren Geist schulen. Eine solche Geistesschulung ist ein Prozess lebenslangen Lernens.

BEWUSSTES UND ACHTSAMES HANDELN

Schließlich sind fast alle Yogatraditionen, die sich über die Jahrtausende hinweg gebildet haben, der gemeinsamen Ansicht, dass Yoga jede Form bewussten und achtsamen Handelns ist. Dieses Verständnis von Yoga ist wirklich ganzheitlich, denn es umfasst unser Denken, Fühlen und Handeln und zeigt sich gleichermaßen im Körper, im Atem und im Leib.

In einem bewussten und achtsamen Zustand sind wir uns unserer selbst in jeder Hinsicht bewusst. Das ist der Yogaaspekt, der sich besonders gut im Alltag einüben lässt. Je bewusster und achtsamer wir werden, desto mehr werden wir zu uns selbst finden und lernen, aus unserer ruhigen Mitte heraus zu leben. Das ist Yoga!

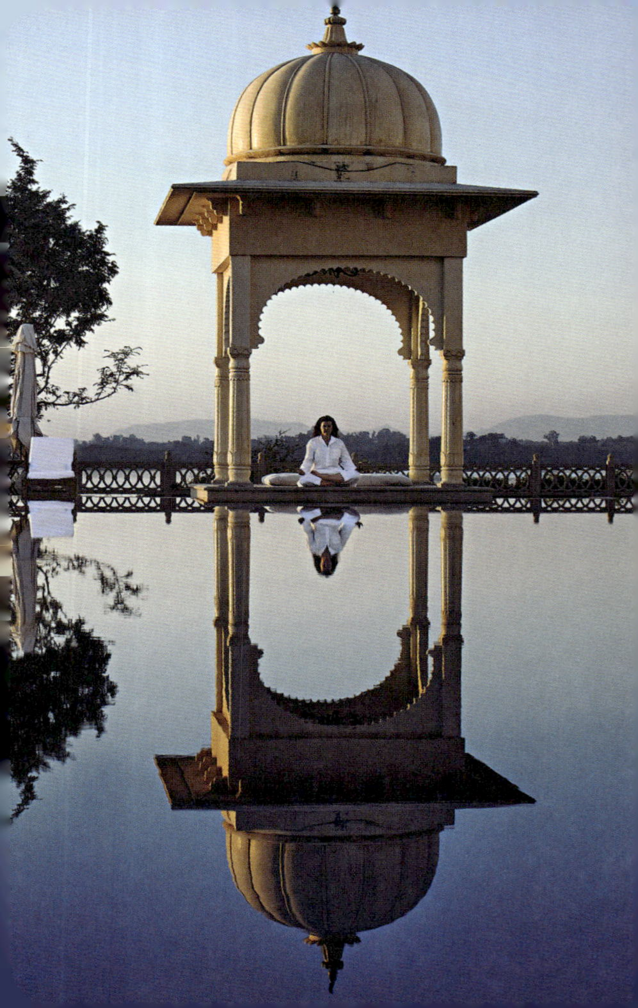

Befreit zum wahren Selbst

Der Yoga ist ein Weg, der uns von außen nach innen führt. Er eröffnet uns unsere innere Welt als den Ort, wo wir ganz zu uns kommen und in uns ruhen können.

Im Laufe der Jahrhunderte wurden rund um einzelne herausragende Lehrerpersönlichkeiten viele unterschiedliche Lehrtraditionen und Schulen des Yoga gegründet. Die heute bekanntesten, direkt aus Indien stammenden Traditionen sind die von Sivananda, Iyengar, Krishnamacharya und seinen Schülern sowie Pattabhi Jois (Ashtanga-Yoga). Hinzu kommen moderne Yogarichtungen, die im Westen entwickelt wurden, wie Anusara, Jivamukti, Kundalini, Bikram, Power-Yoga und viele mehr. Auch wenn jede Tradition und Schule einen anderen Aspekt des Yoga in den Vordergrund stellt, sind sich doch sämtliche Yogalehren einig in dieser Erkenntnis: Leben bedeutet Leiden. Deswegen zielen sie alle darauf ab, uns Wege aus der Erfahrung des Leids zu zeigen.

WEGE AUS DEM LEID

Wie kommen die Yogis (und übrigens auch die Buddhisten) zu der Behauptung, dass alles Leben Leid bedeutet? Ihre Behauptung gründet auf Beobachtung. Jeder Mensch kann bei sich selbst und anderen beobachten, dass wir die unausweichliche Konfrontation mit Krankheit, Alter und Tod als leidvoll erfahren.

Abwehr und Verdrängung erzeugen Leid

Die alten Yogameister stellten fest, dass die einzige Konstante im Leben die Verwandlung ist – im Yoga *parinama* genannt. Nichts währt ewig, nichts können wir auf Dauer festhalten: weder unseren Besitz und unsere Gesundheit noch unsere Spannkraft oder Lebensdauer. Dazu kommt die ständige Unsicherheit, weil wir nie wissen, auf welches Schicksal wir zusteuern und was uns im nächsten Augenblick erwartet.

Da unser Geist durch diese Gegebenheiten äußerst beunruhigt wird, tun wir in der Regel alles, um die Realität zu verdrängen und aus unserem Bewusstsein auszublenden. Weil wir dem Leben aber nicht »ausweichen« können, treffen uns die Veränderungen immer wieder unerwartet und mit voller Wucht. Doch gerade durch das Wegsehen und scheinbare Vermeiden erschaffen wir uns ständig aufs Neue Leid.

Ein sehr gutes Beispiel dafür ist unser Umgang mit dem Älterwerden. Kein Mensch kann den körperlichen Veränderungen entkommen, die damit einhergehen, aber trotzdem wollen die meisten von uns das nicht akzeptieren und tun fast alles, um den Alterungsprozess aufzuhalten. Dann leiden wir unter der ganzen Anstrengung, unter Ärger, Ängsten und geringem Selbstwertgefühl.

Yoga lehrt uns Lebenskunst

Keiner hat uns je beigebracht, das Leben so, wie es ist, anzunehmen und genau hinzuschauen, geschweige denn, uns bewusst dem Strom des steten Wandels anzuvertrauen, um mit ihm zu fließen und uns in ihm immer wieder neu zu erschaffen. Der Yoga kann uns das lehren. Yogalehre ist immer Lebenslehre, weil der Yoga gleichermaßen eine Geistesschulung, ein Selbsterkenntnisweg und ein pragmatischer Übungsweg ist. Er gibt uns Methoden und Werkzeuge an die Hand, mit denen wir lernen können, die inneren Einstellungen zu verwandeln, die bewirken, dass wir Leid erfahren. Welche Einstellungen das im Einzelnen sind, wird im Weiteren deutlich werden.

DIE YOGAPRAXIS ALS ÜBUNGSFELD

Wenn Sie bisher Asanas geübt haben, konnten Sie sicher schon die Erfahrung machen, dass Sie Ihr

Alltags-Ich mit all seinen Problemen und inneren Einstellungen mit auf die Matte nehmen, zum Beispiel Ihre Ungeduld oder Ihren Perfektionsdrang. Das Üben bietet uns einen Raum an, um in aller Ruhe zu lernen, Achtsamkeit und Selbsterkenntnis zu entfalten. Nutzen Sie also diese Zeit, um wie unter einem Vergrößerungsglas zu erkennen, was und wie Sie denken, fühlen und handeln. Sie können Ihre Yogamatte zu Ihrem »Laboratorium« ernennen, in dem Sie neues Denken, Fühlen und neues Verhalten ausprobieren und – wenn es sich stimmig anfühlt – einüben. Durch regelmäßiges Üben werden Sie dieses Neue ebenso integrieren, wie Sie nach und nach auch die Yogahaltungen und das tiefere Atmen in Ihr Leben integrieren.

Von der Anhaftung zur inneren Freiheit

Eine weitere wesentliche Ursache dafür, dass wir Leid erfahren, ist die Angewohnheit, uns mit dem zu identifizieren, was dem Wandel unterworfen ist. Dieses geistige und gefühlsmäßige Anhaften wird *samyoga* genannt, was in etwa bedeutet, sich mit allem *(sam)*, was ist, zu verbinden *(yoga)*.

IDENTIFIKATION FESSELT UNS

Was bedeutet das konkret? Fast jeder Mensch identifiziert sich zum Beispiel mit seinem Ego. Dieses Ego bildet sich durch Erziehung und Er-

fahrung und drückt sich in festen Denkmustern, Verhaltensweisen und Charakterzügen aus. Sich damit zu identifizieren bedeutet zu glauben, Persönlichkeit und Charakter seien stabil und unveränderlich. Man sagt dann gern: »Ich bin so, wie ich bin. Man muss mich so nehmen, wie ich bin.« Tatsächlich aber ist die Persönlichkeit eines Menschen – sofern er einigermaßen normal aufwächst – etwas außerordentlich Dynamisches.
Unser Charakter wird weitgehend in unserer Kindheit geformt und durch das Erlebte geprägt. Dabei entwickeln wir Eigenschaften, die zum Zeitpunkt unserer Kindheit und Jugend nützlich und hilfreich sind. Aber wir *sind* nicht diese Eigenschaften – genauso wenig, wie wir unsere Gedanken und Gefühle *sind*, sondern sie einfach nur *haben* (Seite 104 ff.).

WIR SPIELEN NUR ROLLEN

Wenn wir uns in einem veränderten Kontext (Schule, Ausbildung, Partnerschaft, Beruf) behaupten wollen, dann entwickeln wir in der Regel neue Eigenschaften, Gedanken und Ansichten und lassen dafür das hinter uns, was nicht mehr angemessen und passend ist. Man könnte auch sagen, dass wir im Leben ständig viele verschiedene, manchmal sehr unterschiedliche Rollen spielen: die Rolle einer Frau/eines Mannes, einer Tochter/

eines Sohnes, einer Partnerin/eines Partners, einer Freundin/eines Freundes, einer Arbeitnehmerin/eines Arbeitnehmers, einer Chefin/eines Chefs und so weiter. Egal mit wie viel Einsatz und Enthusiasmus wir uns der jeweiligen Rolle widmen: Wir *sind* keine dieser Rollen. Vielmehr schlüpfen wir in sie hinein, füllen sie so gut wie möglich aus, denken die Gedanken dieser Rolle, vertreten die passenden Ansichten und Meinungen, entwickeln die dazu stimmigen Gefühle – und schlüpfen wieder aus all dem heraus. Wie aus einem Mantel. Jede Rolle ist wie ein Mantel, der einem bestimmten Zweck dient. Und natürlich weiß jede/r von uns, dass wir nicht der Mantel sind, den wir an- und ausziehen.

IDENTIFIKATION MIT ROLLEN SCHAFFT LEID

Da niemand uns gelehrt hat, dieses Spiel der Rollen zu durchschauen, neigen wir jedoch dazu, uns mit unseren Rollen zu identifizieren. Das mag noch relativ harmlos sein, wenn ich mich mit meiner Rolle als Frau identifiziere, erzeugt aber garantiert Leid, wenn ich mich zum Beispiel mit der Rolle einer Mutter identifiziere, die in der Familie immer für das Wohlergehen aller verantwortlich ist. In so einem Fall neigen wir dazu, uns ständig zu überfordern, da wir uns für unersetzlich halten und meinen, uns aufopfern zu müssen.

Auflösung der Anhaftung befreit

Der Yoga lädt uns ein zu erkennen, mit welchen Sichtweisen und Überzeugungen wir uns identifizieren und in welchem Maße wir an ihnen haften. Er hilft uns wahrzunehmen, wo wir geistig und emotional feststecken und nicht mehr weiterkommen. Und er schenkt uns die Vision, dass wir alles, womit wir uns selbst einengen und behindern, auch wieder lösen und hinter uns lassen können, um in ein neues, offeneres und freieres Dasein hineinzuwachsen.

Der große Yogameister Patañjali (Seite 21) erklärt uns in seiner Lehrschrift *Yoga-Sutra*, dass das, was wir im Geiste zusammengefügt haben – sodass Anhaftung entsteht –, mit eben diesem Geist wieder zu lösen ist. Diesen Prozess nennt er »Auflösen der Anhaftung« (*kaivalya*) und zeigt uns damit einen gangbaren Weg aus dem Leid. Wenn wir durch Einsicht und Einübung die Anhaftung gelöst haben, können wir zu derselben Sichtweise, demselben Verhalten zurückkehren. Aber nun *wählen* wir sie. Wir *bedienen* uns der Sichtweise, des Verhaltens. Jetzt haben wir die Freiheit, uns immer wieder neu zu entscheiden – und zwar für das, was uns Freiraum, Weite und Entfaltungsmöglichkeit schenkt. Unter diesen Umständen können wir aufblühen und wachsen und uns zu dem entwickeln, der wir wirklich sind.

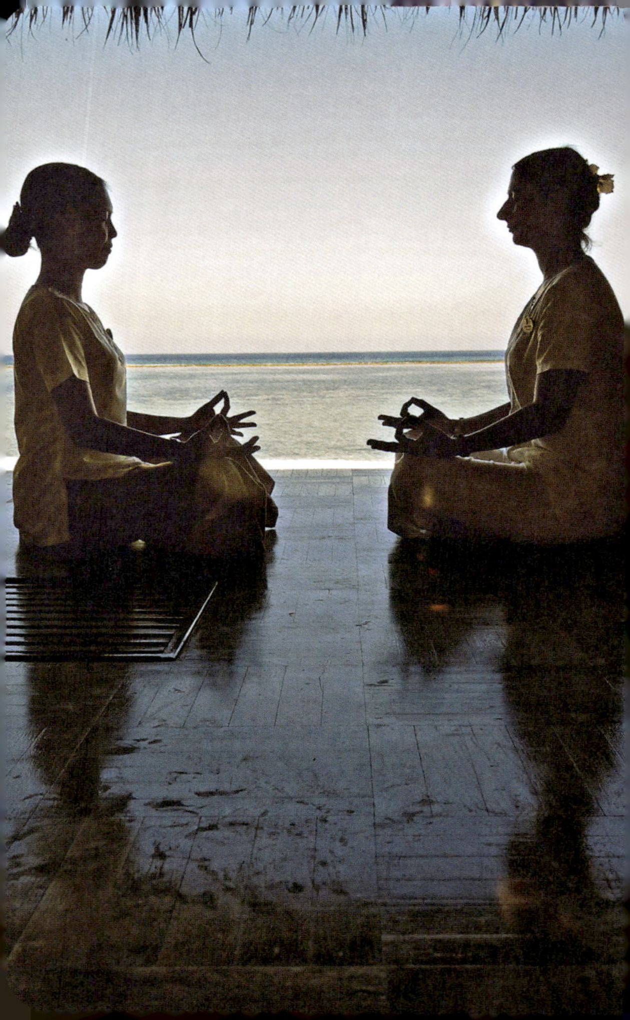

Patañjali und das Yoga-Sutra

Alles, was wir wissen müssen, um den Yogaweg zu gehen und die Kunst des Lebens zu entwickeln, finden wir im Yoga-Sutra – dem Leitfaden *(Sutra)* des Yoga.

Das Yoga-Sutra gleicht einem reichhaltig und gut ausgestatteten Werkzeugkasten voller Präzisionswerkzeuge plus der Anleitungen, wie und unter welchen Umständen sie eingesetzt werden sollen. Dieser zeitlose, an vielen Stellen ungemein modern anmutende Text entstand vor etwa 2000 Jahren. Als Autor dieses Grundlagenwerks gilt der Yogameister Patañjali. Über seine Person wissen wir gar nichts, noch nicht einmal seine genaue Lebenszeit. Auch weil er in Indien immer als Mischwesen – halb Schlange, halb Mensch – dargestellt wird, nimmt man heute an, dass es sich eher um eine mythische Figur handelt und dass der Text all das zusammenfasst, was die Menschen um die Zeitenwende unter Yoga verstanden. Wahrscheinlich waren mehrere Autoren beteiligt,

und so dokumentiert das Werk auch die großen geistigen Strömungen seiner Zeit. Es enthält zum Beispiel auch viele Gedanken, die buddhistischen Ursprungs sind.
Das Yoga-Sutra ist kein Übungsbuch, sondern ein Lehrbuch über die Struktur und Funktion des menschlichen Geistes. In den vier Kapiteln des Yoga-Sutra wird unser Geist aus allen möglichen Blickwinkeln betrachtet und in seinen Funktionen gründlich durchleuchtet. Dabei zeigen sich immer wieder überraschend große Übereinstimmungen mit den modernen Neurowissenschaften, vor allem folgende grundlegende Erkenntnis:

> *Jeder Mensch kann sich immer wieder die geistige Verfassung erschaffen, mit der er gerne leben möchte, denn die Struktur und Funktion unseres Gehirns ist plastisch, also formbar.*

CITTA: DER GEIST – DAS STUDIENOBJEKT DES YOGA

Unser Geist wird im Yoga-Sutra als ein alle mentalen Aktivitäten umfassendes »Feld« verstanden, das *citta* (sprich *tschitta*) genannt wird. Anders als in der deutschen Sprache, in der sich das Wort »Geist« vor allem auf unsere Verstandesfähigkeiten bezieht, umfasst Citta sowohl unseren Verstand als auch unser Gemüt mit seinen Gefühlen und Stimmungen sowie unsere Erinnerungen. Mit dieser Sichtweise nimmt Patañjali die moderne Erkenntnis vorweg, dass Körper und Citta ein untrennbares Ganzes bilden, denn unsere Gedanken, inneren Einstellungen und Gefühle spiegeln sich in unserem Körper wider.

Was unseren Geist beschäftigt

Wir alle wissen aus eigener Erfahrung, dass unser Geist ständig aktiv ist: Im Wachzustand bewegen ihn ständig irgendwelche Empfindungen, Gefühle und Gedanken; während des Schlafs verarbeitet er das am Tage Erlebte sowohl im Traum als auch auf unbewusster Ebene.

Im Yoga werden diese Aktivitäten Vritti genannt:

- richtige Wahrnehmung (*pramana*)
- irrtümliche Wahrnehmung (*viparyaya*)
- Ideen und Konzepte *(vikalpa)*
- Schlaf, mentale Abwesenheit (*nidra*)
- Erinnerungen (*smriti*)

WAHRNEHMUNG IST IMMER SELEKTIV

In der altindischen Sprache Sanskrit stammt das Wort *vritti* von der Wortwurzel *vrt*, »wählen«, ab. Der Yoga nimmt nämlich an, dass jeder Mensch auf einer unbewussten Ebene permanent auswählt, was er von der Welt wahrnimmt und wie er sie wahrnimmt. Angesichts der unendlichen

Fülle von Informationen, die aus der Außenwelt und unserer Innenwelt auf uns einprasseln, muss das Gehirn herausfiltern, was es als wichtig genug erachtet, um sich damit zu beschäftigen.
Ähnlich wie die modernen Neurowissenschaften sagt Patañjali, dass wir nur das denken und erkennen können, was den Erfahrungen entspricht, die unser Gehirn geprägt haben. Es ist demnach so beschaffen, dass wir ausschließlich das wahrnehmen, was wir – zumindest in Ansätzen – bereits kennen. Was ihm nicht als bedeutungsvoll erscheint, nimmt es einfach nicht zur Kenntnis. Dadurch erschafft jeder seine höchst persönliche Wahrnehmung von sich selbst und der Welt.
Die Aktivitäten unseres Geistes können also gar nicht anders, als uns ein äußerst subjektives Bild der Wirklichkeit zu vermitteln. Patañjali empfiehlt uns, die Vrittis immer mal wieder so zu beruhigen und ruhigzustellen, dass ihr Einfluss wenigstens zeitweise verschwindet, denn:

Nur der stille Geist erkennt das Wirkliche

Diesen Zustand mentaler Ruhe und des Nicht-mehr-Wählens nennt das Yoga-Sutra *nirodha.* Nur dann, wenn die ständig wählenden Aktivitäten in unserem Citta zur Ruhe gekommen oder besser noch vollkommen abgeschaltet sind, können wir uns selbst und die Welt erfahren, wie sie *wirklich* ist. Dieser Nirodha-Zustand ist das Wesen und Ziel des Yoga.

> *»Yoga ist das Zur-Ruhe-Kommen aller Aktivitäten des Geistes. Dann ist der Mensch in der Lage, sich in seinem wahren Wesenskern zu erkennen. In allen anderen Zuständen wird unsere Wahrnehmung verzerrt durch das, was die Aktivitäten unseres Geistes (die Vrittis) auf der Grundlage unserer Prägungen auswählen.«*
>
> Patañjali (übersetzt von T. K. V. Desikachar): Yoga-Sutra 1.2–4

Eine günstige geistige Wahl treffen

Patañjali zeigt uns, dass unser Geist normalerweise ausschließlich in einem sehr begrenzten Rahmen funktioniert, den unsere Lebenserfahrung absteckt. Die Vrittis wählen, was sie kennen und was man sie zu wählen gelehrt hat – und zwar vollkommen unabhängig davon, ob das Gewählte für uns zum jetzigen Zeitpunkt günstig, förderlich und heilsam ist oder nicht.

Genau hier setzt wieder der Yogaweg ein, wenn er uns auffordert zu erkennen, welche unserer Gedanken, Erkenntnisse, Anschauungen und Konzepte dazu beitragen, uns das Leben zu erleichtern, und welche es uns schwer machen. Der Yoga sagt also, dass es nicht darum geht, das Erkennen,

Denken und Fühlen an sich abzuschalten. Vielmehr geht es darum zu differenzieren, wie diese mentalen Aktivitäten unser Sein beeinflussen.

> *»Jede unserer mentalen Aktivitäten kann dazu beitragen, dass wir Beschwernis erfahren oder dass wir uns wohler fühlen.«*
>
> Patañjali (Desikachar): Yoga-Sutra 1.5

GEWOHNTE DENKMUSTER HINTERFRAGEN

Unsere Yogapraxis sollte also vor allem darin bestehen, uns nach und nach von allen Annahmen und Sichtweisen zu verabschieden, mit denen wir uns immer wieder Leid erschaffen.

Dazu gehört für die meisten von uns ein großer Teil der Glaubenssätze, die wir über uns selbst hegen. Kulturell bedingt gründen sie vor allem auf der Annahme, dass wir so, wie wir sind, nicht in Ordnung sind. Wir haben uns derart an Selbsthinterfragung und Selbstkritik gewöhnt, dass wir kollektiv von dem Glauben besessen sind, uns fortwährend verbessern zu müssen. Fast jedem wurde eingetrichtert, dass er sich unablässig bemühen muss, etwas aus sich zu machen. Viele Menschen leiden massiv unter der Vorstellung, dass es nie genug sein wird, egal wie sehr sie sich ihr Leben lang anstrengen. Diese fatale, nie endende Anstrengung bewirkt, dass ihr Geist ständig angespannt und beunruhigt ist und sie dadurch jede Chance vergeben, *zu sich* zu kommen.

GÜNSTIG UND UNGÜNSTIG UNTERSCHEIDEN

Es ist sicher für jede und jeden von uns verständlich und nachvollziehbar, dass eine solche Geisteshaltung auf Dauer außerordentlich ungünstig ist, denn sie erzeugt permanenten Stress. Mit dem Wissen, dass unser Gehirn und damit auch unser Geist formbar ist, können wir uns nun an die (Yoga-)Arbeit machen, die darin besteht, ungünstige, nicht förderliche und sogar krank machende Denkmuster durch günstige, förderliche und heilsame zu ersetzen.

Im Yoga gibt es die Bewertungen »richtig« und »falsch«, »gut« und »schlecht« nicht, weil das viel zu ausschließlich ist und uns immer zur Entscheidung zwingt: Entweder ist etwas richtig und gut – oder falsch und schlecht.
Wenn wir dagegen hören, dass unser Verhalten schon recht förderlich, schon ziemlich günstig sei, dann wissen wir, dass wir auf dem rechten Weg sind: weg vom ungünstigen hin zum günstigen Denken und Handeln. Diese beiden Kategorien betonen den prozesshaften Charakter unseres Lernens und würdigen jeden kleinen Schritt in die günstige Richtung.

Den inneren Beobachter installieren

Unterscheiden zu lernen, welches Verhalten für uns günstig oder ungünstig ist, gelingt sehr gut in der Ruhe unserer Yogapraxis. Sie lädt uns ein, uns selbst sorgfältig zu beobachten (Seite 109) und so herauszufinden, wodurch wir uns ganz konkret Probleme machen – zum Beispiel mit Ungeduld oder der Neigung, den Atem anzuhalten. So erkennen wir auch besser, was uns körperlich und geistig wohltut. Indem wir dies immer wieder beachten und anwenden, üben wir uns bereits in einer heilsameren Lebensführung. Das ist der erste Schritt zu Yoga als Lebenskunst!

SADHANA: DER ÜBUNGSWEG

Ein Lehrsatz der Gehirnforscher lautet: »*Use it or lose it* – nutze es oder verliere es!« Und Patañjali weist schon vor 2000 Jahren darauf hin, dass wir neues Denken und Handeln *einüben* müssen und unsere Praxis nur erfolgreich ist, »wenn wir sie über einen langen Zeitraum ohne Unterbrechung beibehalten, wenn sie vom Vertrauen in den Weg und von einem Interesse, das aus unserem Inneren erwächst, getragen ist« (Yoga-Sutra 1.14).
In diesem Sutra finden wir fast alles, was wichtig ist für einen erfolgreichen Lernprozess. Zuerst einmal Beharrlichkeit und Ausdauer *(abhyasa)*.
Da es aber immer Menschen gibt, die dazu neigen,

sich zu sehr anzustrengen oder in ihrem Üben sogar fanatisch zu werden, fügt Patañjali in weiser Voraussicht noch einen zweiten Aspekt hinzu: Gleichmut oder Gelassenheit (*vairagya*). Sie hilft ganz entscheidend dabei, uns zum Günstigen hin zu verändern, denn nur mithilfe der Gelassenheit können wir tolerieren,

- dass jede Veränderung Zeit braucht,
- dass es immer wieder Rückschritte und Rückfälle in alte, ungünstige Muster gibt,
- dass unser Umfeld es nicht immer mit Begeisterung aufnimmt, wenn wir unser Verhalten und unsere Persönlichkeit ändern.

> *»Durch Üben und die Fähigkeit loszulassen kann unser Geist den Zustand des Yoga erreichen.«*
>
> Patañjali (Desikachar): Yoga-Sutra 1.12

Patañjali betont, dass Verstehen, Einsicht und die Umsetzung unserer Einsichten in aller Regel schrittweise erfolgen. Als Übungsschritte dienen uns die acht »Yogaglieder«, die in den folgenden Kapiteln beschrieben werden.

Beharrlich und gelassen üben

Unser Engagement und unser Vertrauen darauf, dass die angestrebte Veränderung gelingen wird, ändern sich jedoch von Tag zu Tag: Mal sind sie

stark ausgeprägt, mal schwächer, und an manchen Tagen scheinen sie ganz verschwunden zu sein. Das beunruhigt uns besonders dann stark, wenn wir das Gefühl haben, es gehe nicht richtig voran. Patañjali lässt uns wissen, dass solche Schwankungen in unserem Prozess vollkommen normal sind und wir ihnen mit Gleichmut begegnen dürfen. Wenn Sie also mal wieder merken, dass Sie viel weniger motiviert und aktiv als sonst sind, Ihre Ziele anzugehen – zum Beispiel freundlicher zu sein, gesünder zu essen, sich mehr Ruhe zu gönnen –, dann bleiben Sie entspannt. Morgen ist ein neuer Tag und eine neue Chance!
Gleichmut unterstützt uns darin, nicht den Mut zu verlieren und einfach geduldig weiterzuüben.
Gleichmut hilft uns, darauf zu vertrauen, dass in jedem Menschen etwas angelegt ist, das ihn unterstützen möchte, sich ganz zu entfalten und ein friedvolles und erfülltes Leben zu führen.

Ein wesentlicher Schritt zur Entwicklung einer Lebenskunst besteht darin, das ganze Leben als einen Übungsweg zu sehen und die eigenen Entwicklungsschritte mit Freude zu begrüßen, wenn sie gelingen, und mit Gleichmut zu betrachten, wenn sie noch nicht so gelungen sind. Ein hilfreicher Merksatz dafür ist: »Ich bin ein Meister, der übt!«

KLESHAS: DIE INNEREN STÖRPROGRAMME

Ein großes Arbeitsgebiet der Selbstentfaltung ist es, all die tiefsitzenden inneren Glaubenssätze und Denkmuster zu erkennen, mit denen wir uns selbst sabotieren. Ihretwegen verfallen wir wider besseres Wissen in ungünstige Verhaltensmuster und behindern die Entfaltung unseres Potenzials. Allein dafür lohnt es sich, immer wieder den inneren Beobachter einzuschalten (Seite 109).

Diese tiefsitzenden Störprogramme heißen im Yoga *klesha* und werden in fünf Aspekte unterteilt:

- Unwissenheit, Unverständnis und Fehleinschätzung *(avidya)*
- eine irrtümliche Einschätzung der Bedeutung unseres Egos *(asmita)*
- Begierde, Besitzansprüche, Habenwollen *(raga)*
- Abneigung, Hass, Vermeidenwollen *(dvesha)*
- tiefsitzende Unsicherheit, Angst – vor allem vor unserer eigenen Vergänglichkeit *(abhinivesha)*

Die Kleshas erkennen und reduzieren

Jeder dieser fünf Störfaktoren ist Teil unseres biologischen Erbes. Genau genommen ist es fürs Überleben notwendig, ein Ego zu entwickeln, günstige Nahrung zu begehren und ungünstige zu verweigern. Es ist hilfreich und wichtig, dass wir Angst empfinden können, denn sie macht uns achtsam und vorsichtig. Und im Alltag ist es außerordentlich nützlich, wenn wir nicht ununterbrochen darüber nachdenken, ob das, womit wir uns gerade beschäftigen, wirklich wesentlich und nachhaltig ist. Wenn wir das täten, kämen wir vermutlich zu gar nichts mehr. Diese inneren Kräfte sind also unverzichtbar. Deshalb geht es auch nicht darum, sie abzuschalten, sondern ihren Einfluss zu reduzieren.

Patañjali widmet sich den Kleshas sehr ausführlich, denn solange sie im Verborgenen wirken, beschäftigen und beunruhigen sie ständig unseren Geist, lenken unser Handeln und führen unweigerlich zu leidhaften Erfahrungen.

Yoga hilft uns zu erkennen, wodurch wir vermeidbares Leid immer wieder selbst erschaffen, ohne daraus zu lernen. Er lehrt uns, Achtsamkeit zu entwickeln, mit deren Hilfe wir dieses Leid zukünftig vermeiden können. Dafür ist es unabdingbar, unsere inneren Störfaktoren so gut zu kennen, dass sie uns nicht länger aus dem Unbewussten heraus beherrschen, und Strategien zu entwickeln, um sie unter unsere Kontrolle zu bekommen.

Yoga behauptet, dass all unsere Probleme in unserem eigenen Geist entstehen und wir sie deshalb auch nur dort effektiv und nachhaltig lösen können! Dabei hilft der Klesha-Check.

DER KLESHA-CHECK

- Sobald Sie merken, dass Sie irritiert sind, unruhig werden, sich unwohl oder gestört fühlen, finden Sie eine Möglichkeit, kurz innezuhalten.
- Fragen Sie sich innerlich: »Was geht hier vor?«
- Lassen Sie die fünf Kleshas »Unverständnis, Ego-Verhaftung, Begierde, Abneigung, Unsicherheit/Angst« innerlich vor sich antreten.
- Machen Sie sich bewusst, welche dieser Störkräfte führend daran beteiligt ist, Sie zu beunruhigen, aufzuregen, zu ärgern oder Ihnen Sorgen zu machen.
- Vermitteln Sie dieser Störkraft (beziehungsweise diesen Störkräften – Kleshas sind nämlich exzellente Teamworker!), dass Ihr innerer Beobachter ihr Wirken erkannt hat und sie weiterhin genau im Blick behalten wird.
- Machen Sie Ihren Kleshas klar, dass ab jetzt Sie der Herr/die Herrin in Ihrem geistigen Haus sind. Ab sofort entscheiden Sie selbst, womit Sie sich beschäftigen wollen und ob Sie sich wegen etwas Sorgen machen oder nicht.
- Sagen Sie Ihren Kleshas klipp und klar, dass ihr unbewusstes, subversives Treiben nun ein Ende hat, weil Sie sie nun kontrollieren werden. Kontrollieren heißt, dass Sie entscheiden, wann und in welchem Maße Sie das Wirken dieser inneren Kräfte als sinnvoll und günstig erachten.

Das Ziel der Übung

Was der Klesha-Check bewirkt, soll Ihnen ein Beispiel verdeutlichen:
Sie nehmen plötzlich zur Kenntnis, dass Ihr Geist durch irgendetwas beunruhigt ist und abschweift. Sie halten einen Moment inne und rufen Ihre Kleshas zum Appell.
Sie fragen sich: »Was geht hier vor?« Ihnen wird bewusst, dass das Klesha der Ego-Verhaftung sich gerade mal wieder damit beschäftigt, wie wohl der Blick zu deuten ist, den Ihnen jemand vorhin zugeworfen hat. Sie merken, dass Sie verunsichert sind, und rufen gleich noch das Klesha der Unsicherheit mit auf den Plan.

DAS UNBEWUSSTE TREIBEN DER KLESHAS BEENDEN

Nun haben Sie die Wahl: Sie können entweder entscheiden, dass es günstig und förderlich ist, dem Blick keine weitere Bedeutung beizumessen und sich wieder zu entspannen. Oder Sie spekulieren weiter darüber, was damit wohl gemeint sein könnte, und beunruhigen sich weiter.
Wahrscheinlich werden Sie lernen, sich immer öfter für die erste Option zu entscheiden, weil Sie sich damit gleich besser fühlen. Die positiven Erfahrungen machen es möglich, das unbewusste Treiben der Kleshas allmählich zu beenden.

KRIYA-YOGA: DIE QUALITÄTEN DES HANDELNS

Patañjali rät uns, bei allem, was wir tun, besonders aber bei unserer Yogapraxis, darauf zu achten, dass sich unser Handeln *(kriya)* durch drei Qualitäten auszeichnet:

- inneres Feuer, Leidenschaft, Enthusiasmus, intensives Bemühen (*tapas*)
- Erforschung der eigenen Denk- und Handlungsmuster, Erforschen der eigenen Absichten und Motivationen; Studium der Grundlagentexte des Yoga (*svadhyaya*)
- Hingabe an das, was wir tun, Vertrauen in den (Yoga-)Weg, Vertrauen in die Sinnhaftigkeit unseres Lebens (*ishvara pranidhana*)

Antrieb, Absicht und Vertrauen

Wir brauchen den inneren Antrieb, um uns überhaupt in Bewegung zu setzen. Unsere Kräfte können wir leichter bündeln und sinnvoller einsetzen, wenn wir uns darüber klar sind, warum wir etwas tun – was also unsere Absicht und unsere Motivation ist. Und spätestens dann, wenn der Weg etwas schwieriger wird, wenn Steine im Weg liegen oder sich echte Hindernisse vor uns auftürmen, brauchen wir Vertrauen: Vertrauen in unsere Kraft und Ausdauer, mit diesen Hindernissen fertig zu werden, und Vertrauen darauf, dass diese

Hindernisse nur auftauchen, damit wir etwas (über uns) lernen und an ihnen wachsen.

> *»Es ist, wie es ist. Die Situation ist mein Lehrer.«*
>
> Jens Corrsen (Verhaltenstherapeut, Coach)

Solch eine innere Einstellung hilft uns auf eine förderliche und günstige Weise, mit den vielen Schwierigkeiten und Widrigkeiten umzugehen, die das Leben uns präsentiert. Sie lädt uns ein, unseren Lebensweg als Lehrer zu betrachten, und während wir auf ihm wandeln, zum Schüler zu werden. Jede Situation kann uns helfen, etwas über uns selbst zu erfahren: über unsere Reaktionen, unsere Vorlieben, unsere Vermeidungsstrategien, unsere Stärken und unsere Ängste.

Selbstwirksamkeit erfahren

Wenn wir dem Leben so begegnen, hören wir auf, ein Opfer der Umstände zu sein. Wenn wir die Sichtweisen, die der Yoga uns anbietet, wirklich nutzen und vor allem einüben, erleben wir uns als selbstwirksam: Wir machen die Erfahrung, dass wir erfolgreich wählen und entscheiden können, wie wir das, was uns widerfährt, bewerten und einordnen und aufgrund welcher inneren Ausrichtung wir unser Leben gestalten wollen.

ANTARAYAS: DER UMGANG MIT HINDERNISSEN

Das, was unser Vertrauen und unsere Fähigkeit, selbstwirksam zu werden, immer wieder auf die Probe stellt, sind die Hindernisse auf unserem Lebensweg. Wenn sie auftreten, scheinen sie oft von außen zu kommen. Patañjali als genauer Beobachter und exzellenter Menschenkenner beschreibt sie aber als in unserem Inneren begründet. Das heißt, wir sehen Hindernisse und meinen, Probleme zu haben, wenn unser Geist sich beunruhigen lässt oder wenn er auf seine üblichen Vermeidungsstrategien zurückgreift.

Probleme entstehen im Kopf

Patañjali macht uns klar, dass Probleme sich nicht im Außen lösen lassen, weil sie ihren Ursprung immer in unserem Geist haben, denn er ist es, der etwas als Problem benennt und dann alles in Bewegung setzt, um es zu lösen.

Das Yoga-Sutra rät uns hingegen, das, womit wir ein Problem haben, als einen inneren Konflikt zu nehmen. Denn nur in uns, in unserem Geist, können wir tatsächlich damit umgehen. Wir können das vermeintliche Problem anders bewerten, zum Beispiel als Herausforderung, als Chance. Oder wir können sogar lernen, uns von dem Problem zu lösen – vor allem dann, wenn wir erkennen, dass die Lösung nicht in unseren Händen liegt, zum Beispiel bei einer schweren Erkrankung, bei Verlust und Tod.

Antarayas – die neun Hindernisse

- Krankheit
- mentale Starrheit, Mangel an geistiger Flexibilität
- (übermäßige) Zweifel, Unentschiedenheit
- Nachlässigkeit, Hast
- Erschöpfung, Trägheit
- Abgelenktheit, Unruhe, Gier auf Neues
- unklare Selbsteinschätzung, Selbstüberschätzung
- Mangel an Beharrlichkeit, fehlende Zielstrebigkeit
- Unfähigkeit, das Erreichte zu bewahren

DER UNKLARE GEIST BEEINTRÄCHTIGT DAS WOHLBEFINDEN

Patañjali sagt, dass diese Zustände und Geisteshaltungen deshalb als Hindernisse bezeichnet werden, weil sie zu innerer Unklarheit führen. Und er beschreibt außerdem, wie unser Körper reagiert, wenn der Geist unruhig ist und sich in Probleme verwickelt hat. Damit gibt er uns im Yoga-Sutra 1.31 die Beschreibung einer psychosomatischen Dysbalance, die seit über 2000 Jahren

Gültigkeit hat: »Ein Gefühl von innerer Enge, ein Gefühl von (tiefer) Niedergeschlagenheit, eine Störung des harmonischen Gleichgewichts körperlicher Funktionen oder die Unmöglichkeit, den Atem ruhig zu führen, gehen einher mit einem Geist, der in Probleme verwickelt ist.« (Übersetzung von Desikachar)

Strategien zur Problemlösung

Wenn wir merken, dass unser Geist sich mal wieder – oft rein gewohnheitsmäßig – in Probleme verwickelt, ist das Wichtigste, dass wir eine Möglichkeit finden, ihn zu beruhigen. Denn nur in der Ruhe kann er wieder klar werden und sinnvolle und förderliche Entscheidungen treffen. Dabei helfen uns ganz konkret die Atemübungen, die Visualisierungen und Meditationen, die in den nächsten Kapiteln beschrieben werden.
Patañjali macht uns eine Reihe von Vorschlägen, die sich seit dem Altertum gut bewährt haben. Zuerst aber sagt er:

> *»Hindernisse können dann keine Wurzeln schlagen, wenn ein Mensch einen geeigneten Weg gefunden hat, Stabilität in seinem Geist zu entwickeln, und wenn er an diesem Weg festhält und sich bemüht, ihn zu gehen.«*
>
> Patañjali (Desikachar): Yoga-Sutra 1.32

Das bedeutet, dass es keine besseren oder schlechteren Wege gibt, sondern nur solche, die für mich persönlich besser geeignet sind als andere.

PATAÑJALIS EMPFEHLUNGEN FÜR EINEN AUSGEGLICHENEN GEIST

- Achtsamkeit: Wir sollen beobachten, wie unsere Sinne immer wieder den Geist ablenken und beunruhigen, und sollen sie zu regulieren lernen. Sonst heizen sie ständig unsere Begierden und Abneigungen an und alles dreht sich um die Reflexe und Ängste des Egos.
  Ganz praktisch geht das so, dass wir uns zum Beispiel fragen: »Will ich das wirklich?« »Warum brauche ich das?« »Warum will ich das vermeiden?« Diese Fragen sind Teil der Selbstreflexion, die dazu führt, dass wir immer genauer verstehen, wie wir »ticken«. Allein schon die Tatsache, dass wir über etwas nachdenken, das sonst reflexhaft geschieht, unterbricht das unbewusste Reagieren und erlaubt uns, bewusst und entschieden zu handeln.
- Atemübungen: Übungen, die den Ausatem verlängern, führen verlässlich dazu, dass unser Nervensystem und unser Geist sich beruhigen.
- Erfahrungswerte: Wir erinnern uns daran, dass wir selbst schon ganz andere Probleme gemeistert haben – oder wie ein anderer damit klarge-

kommen ist. Das ermutigt uns und stärkt unser Vertrauen, dass jedes Hindernis letztlich überwindbar ist.

- Vier heilsame Qualitäten: Wir sollten dem, womit wir Probleme haben, mit Freundlichkeit, Einfühlungsvermögen/Mitgefühl, Geduld und Fehlerfreundlichkeit begegnen und uns ehrlich über alles freuen, was sich in eine entspanntere Richtung entwickelt. Die innere Ausrichtung auf dieses mentale Quartett entspannt sofort den Geist und verhilft uns so zu mehr Einsicht und Klarheit; das ist wissenschaftlich erwiesen.
- Visualisierung oder Meditation: Wir können ein inneres Bild vom eigenen Geist entwickeln, das ihn als einen ruhigen und freundlichen Ort zeigt. So ein Ort kann zum Beispiel ein stiller, klarer Bergsee sein.
- Affirmation: Wir richten uns immer wieder bewusst auf das Licht im eigenen Herzen aus, das auf ewig unberührt bleibt von jeder Störung und allem Leid.
- Ashtanga-Yoga: Das ist die Praxis des achtgliedrigen Yogapfads. Das ganzheitliche Übungssystem bringt nach und nach Körper, Atem und Geist in Balance und macht uns unempfindlich gegenüber Stress und allen möglichen Stör- und Ärgerfaktoren. Diesen Yogapfad wollen wir im Folgenden näher betrachten.

ASHTANGA-YOGA: DER ACHTGLIEDRIGE YOGAPFAD

Eine der wichtigsten Methoden, die Patañjali uns anbietet, ist das Konzept eines Übungsweges (Sadhana), der uns systematisch Schritt für Schritt von einem Zustand geistiger Unruhe, Unklarheit und Unbewusstheit zu mehr wacher Ruhe, innerer Klarheit und Bewusstheit führt. Die acht Glieder *(ashtau* = acht, *anga* = Glieder) dieses Weges sind wie Trittsteine, die uns zu unserem inneren Sein führen, um dort das zu finden, was unser eigentliches, tiefstes inneres Wesen ausmacht.

Jeder Schritt auf diesem Weg umfasst einen Lern- und Wandlungsprozess. Jeder Schritt will bedacht werden. Wir müssen in uns gehen und erspüren, was er bedeutet und ob wir auch wirklich bereit sind, ihn zu vollziehen. Und jedes Mal sind wir eingeladen, etwas über uns zu lernen. Wenn der Prozess gutgeht, dann merken wir allmählich, mit wie viel mentalem Ballast wir unterwegs sind, und lassen etwas davon zurück.

Die Konzepte und Übungen des Ashtanga-Yoga sprechen Körper, Atem, Geist und Gemüt gleichermaßen an. In der Übungspraxis wird erfahrbar, dass der Yoga ein ganzheitliches System ist, in dem alles aufeinander wirkt. Wenn wir mit dem Körper üben, geschieht etwas mit dem Atem, mit unseren Gefühlen und mit unserem Geist. Wenn wir den Fluss des Atems zu modulieren lernen, verändert sich unser Körper und unser Geist. Wenn wir mit dem Geist arbeiten, verändert sich alles – und zwar am nachdrücklichsten und nachhaltigsten. Deshalb steht im Ashtanga-Yoga der Geist im Mittelpunkt, und der Weg beginnt damit, unsere innere Einstellung zu hinterfragen.

Die Trittsteine des Wandlungspfads

- Die innere Einstellung zu den Menschen und allem, was uns umgibt *(yama)*
- die innere Einstellung zu uns selbst *(niyama)*
- Körperbewusstheit erlernen und einen angemessenen Umgang mit uns selbst *(asana)*
- den Atemvorgang entspannen und Atemtechniken lernen, die helfen, den Geist und das Gemüt zu stabilisieren *(pranayama)*
- Zurückziehen der Sinne; lernen, sich in sich selbst zurückzuziehen und sich im eigenen inneren Sein zu gründen *(pratyahara)*
- den Geist ausrichten, Konzentration *(dharana)*
- offen, wach und empfänglich in sich ruhen; Meditation *(dhyana)*
- ganz zu sich kommen, in wacher Ruhe in sich ruhen; wahrnehmen, was ist, ohne zu werten; Da-Sein *(samadhi)*

Diese acht Schritte werden wir im Folgenden genauer betrachten und einüben.

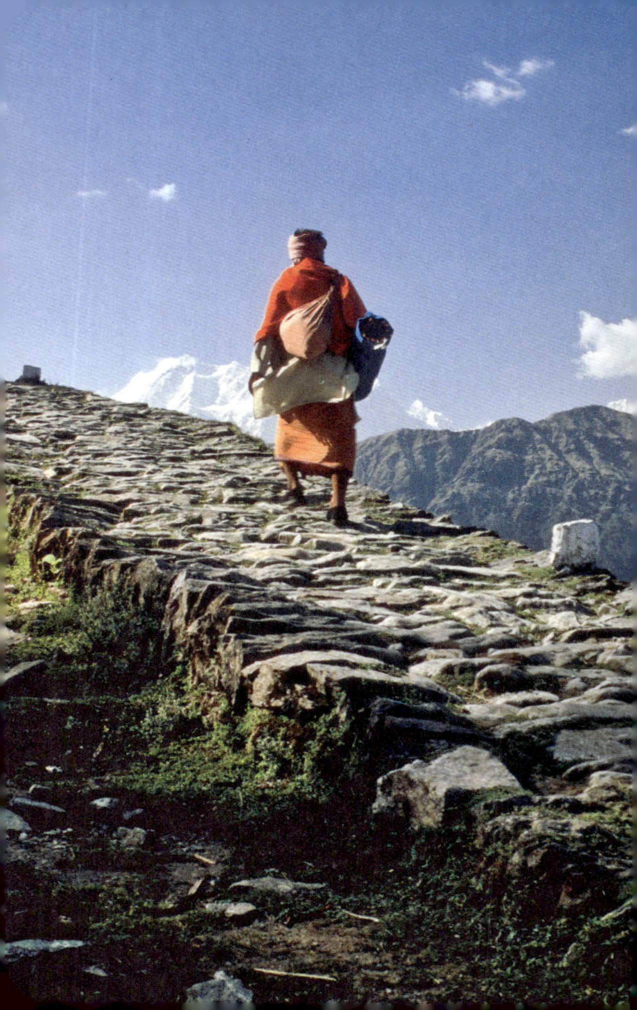

Der achtgliedrige Yogapfad

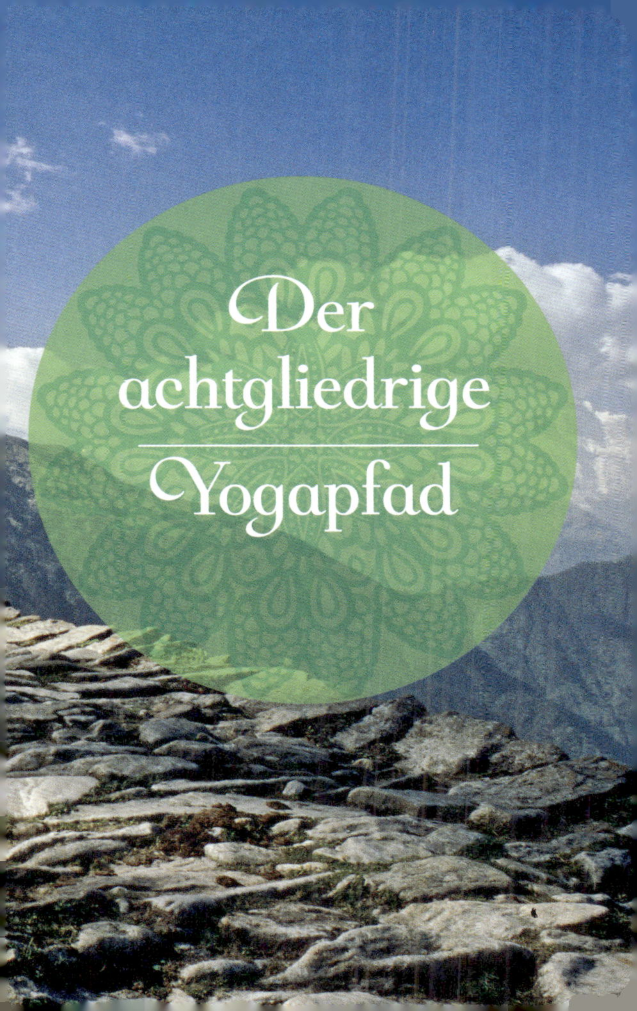

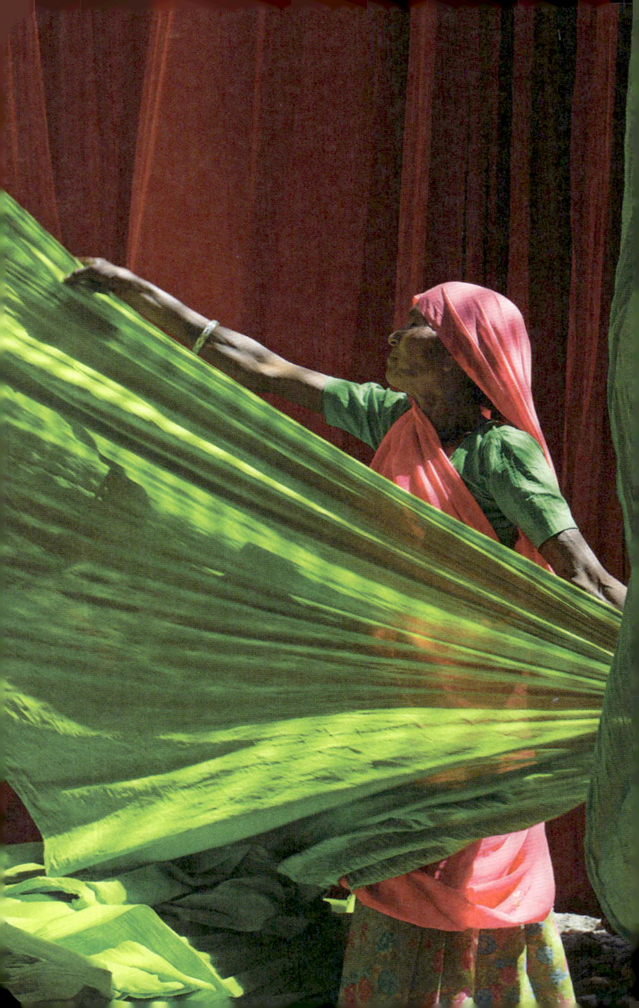

Yama & Niyama: bewusste Lebensführung

Yoga ist heute weltweit zunehmend Ausdruck eines bestimmten Lebensstils. Wodurch sich yogische Lebensführung auszeichnet, wurde vor zwei Jahrtausenden in den Yamas & Niyamas beschrieben.

Der erste Schritt auf dem Yogaweg beschäftigt sich mit unseren inneren Einstellungen. Sie sind die eigentlichen Wirkkräfte in unserem Unbewussten, denn sie bestimmen auf subtile Weise, wie wir uns verhalten – und zwar sowohl im Umgang mit uns selbst als auch mit unserem Umfeld.
Solange Sie nicht wissen, welche inneren Einstellungen Ihr Denken bestimmen und damit Ihr Handeln leiten, wird Ihre Yogapraxis nicht die volle Wirkung entfalten können.
Die Yamas und Niyamas sind Patañjalis Vorschläge für einen bewussten und förderlichen Lebenswandel. Sie sind nicht – wie oft behauptet – die

»10 Gebote des Yoga«. Vielmehr appellieren die Vorschläge an Ihre Einsicht, möglichst achtsam und bewusst zu leben, damit Sie die Auswirkungen der mentalen Störfaktoren (Kleshas, Seite 31) begrenzen können und sich und anderen kein unnötiges Leid zufügen. Im Grunde folgen die Yamas und Niyamas der uralten goldenen Regel: »Was du nicht willst, das man dir tu, das füg auch keinem andern zu.«

Jedes Thema ist ein Übungsfeld

Die Yamas & Niyamas, ursprünglich zwei »Trittsteine« auf dem achtgliedrigen Yogapfad, werden traditionell zu einem Schritt zusammengefasst. Jeder Unterpunkt ist ein Übungsfeld für sich. Um diese wichtigen Elemente yogischer Lebensführung einzuüben, nehmen Sie sich am besten ein Thema pro Woche vor. Experimentieren Sie damit in Ihrem privaten und beruflichen Umfeld. Sehr hilfreich ist es, wenn Sie sich das betreffende Sutra oder Thema aufschreiben und so hinhängen, dass Sie es immer »vor der Nase« haben. Und seien Sie geduldig mit sich! Sie können sicher sein, dass Sie sich mit einigen Ihrer tiefsitzenden, gewissermaßen »eingefleischten« Gewohnheiten beschäftigen werden. Um sie zu ändern, brauchen Sie Zeit und Geduld. Aber die Mühe lohnt sich, denn das Einüben einer yogischen Lebensführung schenkt Ihnen ein gutes Gewissen – und das aktiviert das Belohnungssystem im Gehirn. Woraus folgt: Gut sein tut uns und der Welt gut!

YAMA: DER UMGANG MIT ANDEREN

Die Yamas beschreiben zwar unseren Umgang mit den Mitmenschen und der Umwelt, zielen dabei aber in erster Linie auf unser eigenes Denken und Verhalten ab. Es geht um unsere innere Ethik, aus der ein Verhalten resultiert, das sich für uns selbst angemessen und stimmig anfühlt.

Die fünf Yamas

- *»Überlegtes und behutsames Umgehen mit allem, was lebt, besonders mit Lebewesen, die hilflos sind oder die sich in Schwierigkeiten befinden (ahimsa)*
- *Aufrichtige Verständigung durch Sprache, Gesten und Handlungen (satya)*
- *Nichtbegehren oder die Fähigkeit, uns von dem Wunsch nach Dingen, die uns nicht gehören, zu lösen (asteya)*
- *Mäßigung in all unserem Tun (brahmacharya)*
- *Die Fähigkeit, uns auf das zu beschränken, was wir brauchen, und nur das anzunehmen, was uns zusteht (aparigraha)«*

Patañjali (Desikachar): Yoga-Sutra 2.30

Ahimsa: Gewaltlosigkeit

Hier geht es um Gewaltlosigkeit in dem Sinne, dass wir nichts tun, was andere verletzen könnte. Damit ist nicht nur körperliche, sondern auch verbale Gewalt gemeint. Wie tief können manchmal Worte verletzen! Und wie sieht es mit kleinen Lästereien über den »schlechten Geschmack« der Kollegin oder die »nervige« Nachbarin aus? Tut uns das wirklich gut? Ganz zu schweigen von den Opfern unserer kleinen Gemeinheiten. Immer wenn wir andere bewerten, beurteilen und abfällig über jemanden sprechen, handeln wir nicht im Sinne von Ahimsa.

Satya: Wahrhaftigkeit

Bei Satya steht die Wahrhaftigkeit im Fokus, also aufrichtig zu anderen zu sein, aber auch zu uns selbst. Der allerwichtigste Arbeitsbereich ist, uns selbst gegenüber wahrhaftiger zu werden. Wie oft lügen wir uns »in die eigene Tasche«, wenn wir uns zum Beispiel vormachen, wir könnten heute gerade nicht auf die Yogamatte gehen, weil wir uns nicht wohlfühlen. In Wirklichkeit aber haben wir schlicht keine Lust.

Wenn wir beginnen, aufrichtig mit uns selbst zu sein, lernen wir auch, zu unseren Schwächen zu stehen. Und wir können sie mit der Zeit annehmen und sogar liebenswert finden.

Asteya: Begierdelosigkeit

Das dritte Yama *(asteya:* wörtlich »Nicht-Stehlen«) richtet unseren Blick auf den Umgang mit unserem Begehren, unserer Gier und manchmal unserer Unersättlichkeit, und zwar sowohl in materieller als auch in immaterieller Hinsicht.
Das ist wichtig, weil unsere Begierden uns oft aus dem Unbewussten heraus lenken – und unvermutet haben wir zum Beispiel (wider bessere Einsicht) doch wieder die leckeren Chips eingekauft, auf die wir eigentlich ganz verzichten wollten. Je besser wir unsere Begierden zügeln können, desto weniger werden sie uns beherrschen.

Brahmacharya: Mäßigung

Brahmacharya empfiehlt uns, Selbstkontrolle zu üben und das richtige Maß zwischen (echten) Bedürfnissen und Leidenschaften zu finden. Das Yoga-Sutra verspricht, dass ein Mensch, der sich in Mäßigung übt, »die gesamte Kraft und Vitalität, die in ihm ruht«, erfährt. Maßvoll zu sein heißt ja, weder zu viel noch zu wenig zu wollen und zu machen und so mit den eigenen Kräften zu haushalten. Das betrifft auch die Work-Life-Balance als wichtige Grundlage unserer Gesundheit.
Brahmacharya heißt zudem, unseren Lebenswandel nach ethischen und ökologischen Gesichtspunkten zu gestalten.

Aparigraha: Genügsamkeit

Zum fünften Yama *(aparigraha:* wörtlich »Nicht-Horten«) gehört vor allem der maßvolle Umgang mit allem, was uns anvertraut ist, und die Selbstbeschränkung. Außerdem geht es darum, achtsam mit dem Teil von uns umzugehen, der immer wieder Mangel empfindet und der das, was uns vermeintlich fehlt, unbedingt haben will.
Das Yoga-Sutra sagt, dass ein genügsamer Mensch wirklich reich ist, denn: Er braucht nichts! Er muss nicht dauernd hinter etwas her sein und wird als Resultat mit einem der wertvollsten Güter beschenkt: Zeit! Zeit, in der er sich um sich selbst kümmern und zum Beispiel Yoga üben kann.

Die Yamas Asteya, Brahmacharya und Aparigraha sind alle drei auch im Sinne einer ökologischen Lebensführung zu verstehen, in der ein bewusster Umgang mit den begrenzten Ressourcen gepflegt wird. Vor allem aber wollen sie uns helfen, *wahre* Genügsamkeit und Bescheidenheit zu entwickeln. Patañjali nennt uns im Yoga-Sutra 2.39 einen sehr guten Grund, warum sich eine solche Einstellung lohnen könnte: »Jemand, der sich auf das beschränken kann, was er braucht und was ihm zusteht, fühlt sich sicher. Ein solcher Mensch findet Zeit zum Nachdenken, und er wird ein vollkommenes Verständnis von sich selbst gewinnen.«

Yama im Alltag üben

Die Yamas lassen sich überall im Alltag anwenden und einüben. Je öfter wir das tun, desto besser helfen sie uns, den Stresspegel zu senken, denn der achtsame Umgang mit uns und der Umwelt schenkt uns innere Ruhe und Gelassenheit.

AHIMSA: GEWALTLOSIGKEIT

»Überlegtes und behutsames Umgehen mit allem, was lebt, besonders mit Lebewesen, die hilflos sind oder die sich in Schwierigkeiten befinden.«

- Üben Sie sich heute ganz bewusst darin, achtsam, behutsam und rücksichtsvoll mit sich selbst und Ihren Mitmenschen umzugehen.
- Wenn Sie einem Menschen begegnen, mit dem Sie Mühe haben, behandeln Sie ihn ganz besonders entgegenkommend und freundlich. Lassen Sie sich nicht beirren, wenn dieser Mensch nicht sofort so darauf reagiert, wie Sie es sich erhoffen.

- Beobachten Sie, wann Sie mit sich selbst streng, ungeduldig und unfreundlich sind. Hören Sie der Stimme Ihres inneren Kritikers bewusst zu.
- Lassen Sie sich nicht auf seine Sichtweise ein. Sagen Sie sich stattdessen zum Beispiel: »Ich kann das! Ich brauche nur etwas mehr Zeit.« »Ich freue mich, durch meine Fehler lernen zu können!« Oder auch einfach nur: »Ich schaff das schon!« Oder: »Ich bin gut so, wie ich bin!«

SATYA: WAHRHAFTIGKEIT

»Aufrichtige Verständigung durch Sprache, Gesten und Handlungen.«

- Üben Sie Wahrhaftigkeit im Umgang mit Ihren Mitmenschen. Zeigen Sie sich, wie Sie sind. Stehen Sie zu sich. Trauen Sie sich, auch mal Schwächen zu zeigen.
- Sagen Sie, was Sie denken, aber gehen Sie dabei achtsam vor und beherzigen Sie Ahimsa, die Gewaltlosigkeit (siehe oben). Achten Sie darauf, die richtige Balance zwischen Aufrichtigkeit und Rücksicht zu finden.
- Überlegen Sie sich ganz konkret, mit welchem Menschen schon lange ein klärendes Gespräch ansteht. Oft drücken wir uns vor solchen Situationen mit Ausreden und Notlügen, weil wir Angst vor den Folgen haben. Verabreden Sie

sich heute mit diesem Menschen und sagen Sie ihm behutsam, aber deutlich, wie es um Ihre Gefühle steht. Wenn Sie dabei freundlich und respektvoll sind, tun Sie sich selbst und dem anderen, der sonst nie weiß, woran er bei Ihnen ist, mit Ihrer Aufrichtigkeit einen Gefallen.

ASTEYA: BEGIERDELOSIGKEIT

»Nichtbegehren oder die Fähigkeit, uns von dem Wunsch nach Dingen, die uns nicht gehören, zu lösen.«

- Jedes Mal, wenn Sie merken, dass Sie gerade etwas begehren, halten Sie kurz inne.
- Fragen Sie sich, ob Sie das, was Sie begehren, auch wirklich brauchen – egal ob es sich um Dinge, Eigenschaften oder Fähigkeiten handelt. Brauchen Sie zum Beispiel das tolle Sonderangebot, das Ihnen gerade per E-Mail unterbreitet wird? Wären Sie wirklich glücklicher, wenn Sie zum Beispiel so beweglich wie Ihre Nachbarin auf der Yogamatte wären?
- Lassen Sie Ihrer Fantasie freien Lauf und stellen Sie sich möglichst deutlich vor, wie Sie sich konkret fühlen würden, wenn Sie das, was Sie begehren, auch wirklich bekämen.
- Finden Sie heraus, was Ihre wirklichen Bedürfnisse sind und was die eigentliche Sehnsucht

hinter einer Begierde ist. Was erhoffen Sie sich davon, reicher, bekannter, schöner, beweglicher oder schlanker zu sein oder bestimmte Dinge zu bekommen? Würde es Sie wirklich langfristig glücklicher machen? Vielleicht werden Sie viel glücklicher, wenn Sie sich von dem lösen, was Sie begehren. Denn wenn man etwas nicht mehr braucht, fühlt man sich frei.

BRAHMACHARYA: MÄSSIGUNG

»Mäßigung in all unserem Tun.«

- Überlegen Sie mal in aller Ruhe, welchen (ökologischen) »Fußabdruck« Sie mit Ihrem Leben auf der Erde hinterlassen wollen. Was können Sie ganz persönlich dazu beitragen, dass das Leben auf unserer Erde lebenswerter wird? Wie können Sie helfen, die Ressourcen zu schonen? Was können Sie selbst konkret gegen die Umweltzerstörung machen?
- Sie könnten zum Beispiel öfter mal das Auto stehen lassen. Oder konsequent Bio-Produkte kaufen. Oder ganz bewusst immer öfter auf Fleisch verzichten. Sie könnten sich auch im Umwelt- oder Tierschutz engagieren, sei es, dass Sie regelmäßig spenden, die Kampagnen unterstützen oder sogar in einem der Projekte ein Ehrenamt übernehmen.

APARIGRAHA: GENÜGSAMKEIT

»Die Fähigkeit, uns auf das zu beschränken, was wir brauchen, und nur das anzunehmen, was uns zusteht.«

- Werfen Sie materiellen Ballast ab: Trennen Sie sich von allem, was Sie (nicht mehr) brauchen. Machen Sie mit sich selbst regelmäßige Termine aus, an denen Sie Ihre Schränke durchsehen und sich von dem trennen, was entbehrlich oder überflüssig ist. Um diese Dinge nicht einfach wegwerfen zu müssen, finden Sie heraus, an wen Sie Ihre Kleider, Möbel, Bücher und Ähnliches sinnvoll spenden können – und tun Sie das dann auch.
- Werfen Sie mentalen Ballast ab: Trennen Sie sich von Einstellungen, die Sie einengen und belasten. Machen Sie sich bewusst, dass Sie auch belastende Erinnerungen nicht bis ans Lebensende horten müssen, sondern dass Sie sich heute entschließen können, sie loszulassen.
- Machen Sie ein Ritual: Schreiben Sie das, was Sie emotional loswerden wollen, auf kleine Zettel. Verbrennen Sie diese dann – und damit symbolisch alles, wodurch Sie sich belastet fühlen. Wiederholen Sie dieses Ritual eventuell so lange, bis Ihr Gehirn verstanden hat, dass es Ihnen dieses Mal ernst ist.

NIYAMA: DER UMGANG MIT UNS SELBST

Die fünf Niyamas helfen uns, mit uns selbst in Frieden zu leben, indem sie eine innere Ausrichtung vorschlagen, die zu mehr Selbstachtung und Zufriedenheit führt. Wenn wir darüber nachdenken, wie wir mit uns selbst umgehen und worauf wir unsere Energie ausrichten wollen, finden wir auch mehr Klarheit für unser Handeln. Das ist gut für uns selbst und für unsere Umwelt.

Die fünf Niyamas

- *»Reinheit, die sich auf unseren Geist, unseren Körper und unsere Umgebung bezieht (shauca)*
- *Bescheidenheit und Zufriedenheit, die darauf beruht, dass wir mit dem glücklich sind, was wir haben, und nicht ständig etwas vermissen, das wir nicht haben (santosha)*
- *Das Lösen von Blockaden in unserem Körper und Geist, indem wir in unserem Leben eine bestimmte Disziplin einhalten (tapas)*
- *Das Studieren und wiederholte Überprüfen unserer eigenen Entwicklung (svadhyaya)*
- *Ehrfurcht gegenüber einer höheren Kraft oder das Annehmen unserer eigenen Begrenztheit im Vergleich zur Allwissenheit Gottes (ishvara pranidhana)«*

Patañjali (Desikachar): Yoga-Sutra 2.32

Shauca: innere Reinheit

Diese »Reinheit« bezieht sich weniger auf Aspekte der äußeren Hygiene als vielmehr auf eine innere Einstellung: Es geht darum, sich von dem Unangenehmen und Leidhaften, das uns widerfährt, nicht »beflecken« zu lassen.

Das Yoga-Sutra sagt uns, dass wir uns entscheiden können, in unserem Geist einen Zustand von Reinheit und Arglosigkeit zu kultivieren. Dieser hilft uns, dem Leben und den Menschen unbelastet und unvoreingenommen zu begegnen. Shauca ermutigt uns dazu, weniger misstrauisch und vorsichtig zu sein und uns – trotz aller Erfahrungen – immer wieder auf andere Menschen und neue Situationen »reinen Herzens« einzulassen.

Santosha: Zufriedenheit

Mit Santosha ist eine innere Einstellung gemeint, die darauf gründet, dass das Leben uns bis jetzt reich beschenkt hat. Wir haben Beine, mit denen wir gehen können, Arme, um in der Welt wirksam zu werden, Augen, um die Schönheit der Welt zu erfahren, Ohren, um zu lauschen, einen Geist, um uns und die Welt bewusst zu erfahren, ein Herz, um Liebe zu entfalten …

Zufriedenheit entsteht, wenn wir wertschätzen, was uns bis jetzt schon alles gegeben wurde. Sie ist das Gegenteil des Gefühls von Mangel, das die meisten Menschen beherrscht und dazu führt, dass sie auf ewig meinen, sich verbessern zu müssen. Zufriedenheit schenkt uns wahres Glück, nämlich ein Glücksgefühl, das aus unserem Inneren erwächst und nicht abhängig ist von äußeren Gütern oder Umständen.

Tapas: Disziplin und Verzicht

Tapas gibt dem Leben Ordnung und Struktur. Erfreuen Sie sich selbst mit Ihrer Disziplin: Wenn Sie konsequent an etwas dranbleiben, wachsen Zufriedenheit und Selbstwertgefühl. Dieses Niyama wird in vielen Traditionen auch mit dem Begriff »Verzicht« übersetzt, der in modernen Zeiten eher negativ besetzt ist. Tatsächlich bedeutet aber jede Form bewusster Lebensführung immer auch Verzicht. Jeder Verzicht schafft Raum für etwas, das uns wirklich wichtig ist, denn nur indem wir auf das Unwichtige verzichten, können wir uns ganz dem Wichtigen zuwenden.

Svadhyaya: Selbststudium

Unsere eigene Entwicklung zu hinterfragen ist ein wesentlicher Schritt zur Selbsterkenntnis. Sie erlaubt uns, immer wieder aufs Neue zu bedenken und zu entscheiden, wohin wir unsere Energie fließen lassen. Aufrichtige Selbsterforschung lässt uns erkennen, was wir bis jetzt erreicht haben und welche Potenziale in uns angelegt sind, in die wir noch hineinwachsen können. Das Selbststudium fördert unser Selbstmanagement und schenkt uns das Gefühl der Selbstwirksamkeit.

Ishvara pranidhana: Vertrauen und Ehrfurcht

Ishvara pranidhana verweist uns vor allem darauf, dass nicht alles in unserem Leben machbar und planbar ist. Immer wieder entwickeln sich Dinge anders, als wir es vorgesehen haben. Oft ärgern wir uns dann, obwohl wir in dem Moment, in dem unsere Pläne über den Haufen geworfen wurden, noch gar nicht wissen können, was dadurch entsteht. Eine innere Einstellung nach dem Motto: »Wenn sich eine Tür schließt, öffnet sich eine andere«, lässt uns gelassen bleiben, wenn Unvorhersehbares geschieht, und darauf hoffen, dass sich wieder etwas Günstiges entwickeln wird. Ishvara pranidhana erinnert uns daran, darauf zu vertrauen, dass das Leben es gut mit uns meint, und – wenn wir wollen – anzunehmen, dass eine größere Kraft uns beschützt.

»Je stärker wir das Vertrauen in uns spüren und je intensiver unsere Bemühungen sind, desto näher rückt das Ziel.«

Patañjali (Desikachar): Yoga-Sutra 1.21

Niyama im Alltag üben

In diesen Übungen geht es darum, die inneren Qualitäten zu fördern, die wir brauchen, um uns mit uns selbst wirklich wohlzufühlen.

SHAUCA: INNERE REINHEIT

»Reinheit, die sich auf unseren Geist, unseren Körper und unsere Umgebung bezieht.«

- Wandeln Sie, wann immer möglich, Misstrauen in Vertrauen um. Riskieren Sie es, anderen zu vertrauen, selbst wenn Sie damit ein paar Mal auf die Nase fallen.
- Sagen Sie immer mal wieder: »Schwamm drüber«, wenn etwas nicht gut gelaufen ist. Geben Sie sich so die Möglichkeit, beim nächsten Mal bessere Erfahrungen zu machen.
- Nehmen Sie sich ganz konkret vor, Ihren Geist von allen Erinnerungen zu reinigen, die ihn betrüben und belasten. Richten Sie stattdessen Ihre Aufmerksamkeit auf das, was Sie stärkt und was Ihnen Unbeschwertheit schenkt.

SANTOSHA: ZUFRIEDENHEIT

»Bescheidenheit und Zufriedenheit, die darauf beruht, dass wir mit dem glücklich sind, was wir haben, und nicht ständig etwas vermissen, das wir nicht haben.«

- Kultivieren Sie Dankbarkeit, indem Sie sich immer wieder bewusst machen, was Sie alles können und haben. Gehen Sie durch Ihre Wohnung, schauen Sie sich Urlaubsfotos an und machen Sie sich bewusst, wie gut es Ihnen geht.
- Schreiben Sie möglichst oft abends auf, wofür Sie heute dankbar sind.
- Drücken Sie Ihre Dankbarkeit und Zufriedenheit immer wieder aus. Wem könnten Sie heute konkret für etwas danken? Tun Sie es!

TAPAS: DISZIPLIN UND VERZICHT

»Das Lösen von Blockaden in unserem Körper und Geist, indem wir in unserem Leben eine bestimmte Disziplin einhalten.«

- Üben Sie bewusst Verzicht und schaffen Sie dadurch Raum und Zeitfenster für das, was Ihnen wirklich wichtig ist. Schreiben Sie erst einmal alles auf, was für Sie von echter Bedeutung ist. Unterstreichen Sie Ihre drei Topthemen. Hier einige Vorschläge:

zum Beispiel auf den regelmäßigen Genuss von Fleisch verzichten, um dem Wahnsinn der Massentierhaltung etwas entgegenzusetzen;
zum Beispiel sich bewusst in Konsumverzicht üben, um achtsam mit den endlichen Ressourcen unserer Erde umzugehen;
zum Beispiel darauf verzichten, morgens länger im gemütlichen Bett zu liegen, um sich stattdessen der Yogapraxis zu widmen.

- Benennen Sie genau, wie Sie sich den Themen widmen wollen, also wann am Tag und wie oft pro Woche Sie diszipliniert etwas üben wollen.

SVADHYAYA: SELBSTSTUDIUM

»Das Studieren und wiederholte Überprüfen unserer eigenen Entwicklung.«

- Nehmen Sie sich heute vor, sich selbst so zu begegnen, als wären Sie Ihre beste Freundin/Ihr bester Freund. Schenken Sie sich selbst die Fürsorge und Aufmerksamkeit, die Sie ganz natürlich und von Herzen nahestehenden Menschen geben würden. Lassen Sie Nähe und Vertrautheit zu sich entstehen. Lauschen Sie sich selbst wohlwollend und unvoreingenommen und schenken Sie sich Ihr ganzes Interesse. Dann können Sie sich wirklich kennenlernen.

- Seien Sie wahrhaftig mit sich selbst. Gestehen Sie sich ein, womit Sie immer wieder Mühe haben. Seien Sie geduldig und nachsichtig im Umgang mit sich, gestehen Sie sich Fehler zu.
- Experimentieren Sie damit, wie Sie sich selbst am besten dazu motivieren können, die notwendigen Veränderungen vorzunehmen.
- Überprüfen Sie einmal pro Woche, ob Sie Ihre Ziele noch im Auge haben oder ob Sie Kurskorrekturen vornehmen sollten.

ISHVARA PRANIDHANA: VERTRAUEN UND EHRFURCHT

»Ehrfurcht gegenüber einer höheren Kraft oder das Annehmen unserer eigenen Begrenztheit im Vergleich zur Allwissenheit Gottes.«

- Kultivieren Sie heute einmal ganz bewusst die Vorstellung, dass das Leben immer das Beste mit Ihnen vorhat und dass jede Situation das Potenzial in sich trägt, Sie wachsen zu lassen.
- Wenn Sie gerne beten, dann beten Sie regelmäßig darum, geführt und beschützt zu werden.
- Werden Sie sich bewusst, wie sehr alle Wesen vernetzt sind. Finden Sie heute ganz konkret eine Möglichkeit, wie Sie diesem großen Ganzen dienen und dazu beitragen können, *»to make this world a better place«*.

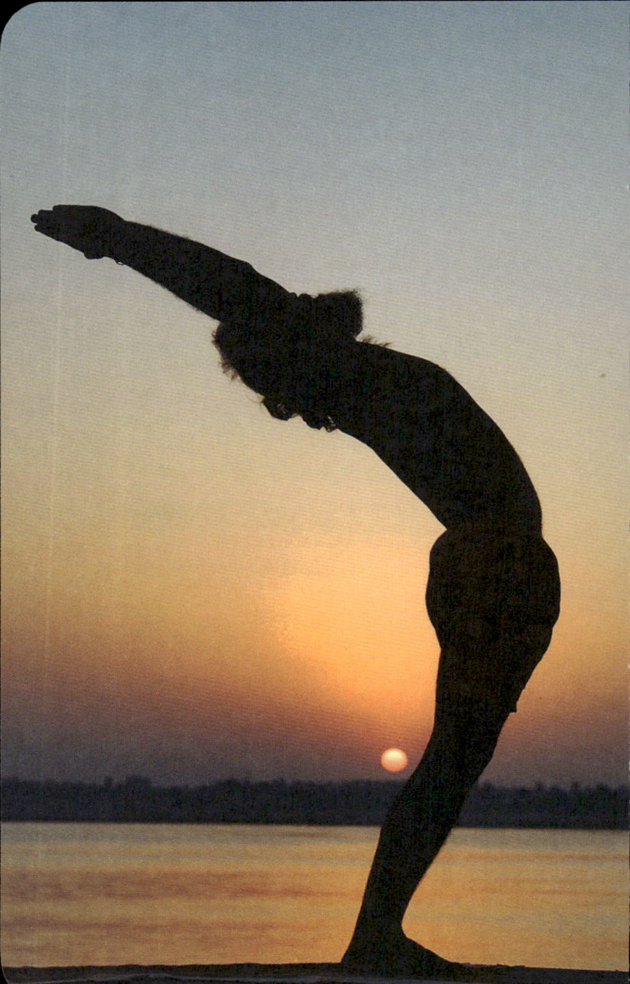

Asana: äußere & innere Haltung

Wenn wir heute sagen: »Ich mache Yoga«, meinen wir fast immer die Körperübungen des Hatha-Yoga. Natürlich sind sie unverzichtbar für unseren Yogaweg – sofern wir die wesentlichen Merkmale von Asana verstehen und umsetzen.

Asana ist im Yoga-Sutra der dritte Trittstein auf dem Yogaweg. Das Wort *asana* leitet sich von der Sanskrit-Wortwurzel *as*, »sitzen«, her. Deswegen ist in der Yogaforschung die Annahme weitverbreitet, mit Asana seien ursprünglich vor allem die verschiedenen Sitzhaltungen gemeint, die in Asien für die Meditation entwickelt wurden. Gleichzeitig legen aktuelle Erkenntnisse aber auch die Vermutung nahe, dass in Indien schon um die Zeitenwende eine Vielzahl von Körperhaltungen im Kontext des Yoga praktiziert wurden, um den Körper gesund zu erhalten und zu kräftigen.

Obwohl die Beweislage bis jetzt noch ziemlich dürftig ist und wir deshalb weitgehend auf Vermutungen angewiesen sind, ist eines jedoch klar: *Yoga ist unendlich viel mehr als nur das Praktizieren von Asana!*

ASANA ALS BEWUSSTES HANDELN

Außerdem ist nicht jede Bewegung und Körperhaltung, die dem Yoga zugeordnet wird, auch automatisch eine Yogaübung! Es ist der Grad an Bewusstheit und Achtsamkeit, durch den sich unser alltägliches Handeln und die Yogapraxis voneinander unterscheiden. Patañjali beschreibt uns genau, was damit gemeint ist. Schauen wir uns also an, was vor zweitausend Jahren als Kriterien einer guten Yogahaltung galt – und sich bis heute beim Üben bewährt hat.

Die zwei Qualitäten des Übens

Wie so häufig im Yoga-Sutra finden wir auch hier zwei Qualitäten, die sich perfekt ergänzen.

- Stabilität *(sthira)* bedeutet, dass wir stabil, fest und unerschütterlich in einer Haltung zu verweilen vermögen. Diese Qualität lädt uns dazu ein, uns wirklich auf das, was wir da gerade tun, einzulassen und damit den wesentlichen Schritt jeder Yogapraxis zu vollziehen: vom Handeln zum Sein.

- Die zweite Qualität nimmt diesem (Aus-)Halten gleich wieder etwas von der Strenge. Sie heißt auf Sanskrit *sukha* und das bedeutet wörtlich übersetzt »ein angenehmer, süßer *(su)* Raum *(kha)*«. Wieder einmal scheint es, als hätte Patañjali schon um die Erkenntnisse moderner Neurowissenschaften gewusst. In diesem Fall besagen sie, dass wir nur das gut und gern in unser Verhalten integrieren, was wir als angenehm erfahren.

Im folgenden Sutra beschreibt Patañjali genau, wie wir diese beiden Qualitäten in unsere Übungspraxis integrieren können.

> *»Wir können uns diesen Qualitäten annähern durch eine passende Anstrengung und die Reduzierung der dabei auftretenden Spannungen einerseits und die Ausrichtung auf ananta (Unendlichkeit) andererseits.«*
>
> Patañjali (Desikachar): Yoga-Sutra 2.47

DAS RECHTE MASS AN ANSTRENGUNG UND LOSLASSEN

Auch wenn Patañjali sicher davon ausgeht, dass wir Asana mithilfe eines versierten Lehrers einüben, lässt er doch einen Teil der Verantwortung, wie intensiv wir üben, bei uns. Wer schließlich außer uns selbst kann entscheiden, was gerade jetzt die für uns passende Anstrengung ist? Und wer außer uns selbst wäre in letzter Konsequenz in der Lage zu entscheiden, welche der dabei auftretenden Spannungen wir loslassen könnten? Patañjali lädt uns dazu ein, Experten für uns selbst zu werden und jedes Mal, wenn wir üben, das für uns richtige Verhältnis zwischen Anstrengung und Loslassen zu finden. In diesem bewussten Ausbalancieren finden wir dieselben Qualitäten wieder, die das Yoga-Sutra ganz allgemein für unser Handeln benennt: Abhyasa, das intensive Bemühen, und Vairagya, die Gelöstheit und Gleichmut im Tun (Seite 28).

MEDITATIVE KONZENTRATION AUF DEN ATEM

Bezogen auf Asana gibt es aber noch einen weiteren Aspekt, auf den wir unseren Geist ausrichten sollen: *ananta*, »das Endlose, Grenzenlose«. Diese innere Ausrichtung kann auch als eine meditative Grundstimmung in der Asanapraxis verstanden werden, sodass sich unsere äußere Haltung aus der inneren Haltung heraus entwickelt.
Die meditative Konzentration, von der hier die Rede ist, sollte auf unseren Atem ausgerichtet sein. Er ist das Bindeglied zwischen unserer äußeren und inneren Welt. Außerdem ist seine Qualität der einzig verlässliche Hinweis darauf, ob es uns gelingt, unsere Energien im Handeln perfekt aus-

zubalancieren. Tun wir zu viel, wird der Atem eng und mühsam, tun wir zu wenig, verliert er an Spannung und Kraft. Finden wir das richtige Maß, dann wird er frei strömen – vielleicht in hoher Intensität, jedoch zugleich gelöst und freudvoll.

Innere und äußere Balance finden

Asana gibt uns Gelegenheit, auf der Yogamatte in aller Ruhe und mit hoher Achtsamkeit ganz bewusst auszuprobieren, wie wir die angestrebte energetische Balance in unserem Handeln erreichen können. »Richtiges Üben« ist immer auch günstiges, förderliches und heilsames Tun, denn es ist ja nur dann »richtig« für uns, wenn es zum aktuellen Zeitpunkt angemessen und stimmig für uns ist. Wenn sich der Fokus unseres Übens darauf ausrichten soll, immer wieder aufs Neue zu erkunden, was stimmig ist, dann werden wir damit eingeladen, uns sehr genau zu beobachten und zu erkunden. Dadurch werden wir allmählich einen hohen Grad an Achtsamkeit entwickeln und lernen, in unserer Übungspraxis diejenigen Übungen zu bevorzugen, die wir zum Ausgleich für den Alltag brauchen.
Und genau damit sind wir auch gefeit gegen die gegensätzlichen Kräfte des Alltags, die ständig an uns zerren. Asana hilft uns, unsere Mitte zu finden und in ihr zu verweilen.

Mitten im Alltag Asana üben

Asanas sind nicht nur Körperhaltungen, sondern immer auch Ausdruck unserer inneren Haltung. Einige können wir sogar ganz unauffällig im Alltag üben.

IM LEBEN STEHEN
TADASANA

Richten Sie Ihren Geist, wann immer Sie stehen müssen, ganz bewusst auf die Qualitäten Ihrer Standhaltung aus. Dann werden Sie lernen, wie ein Fels in der Brandung zu stehen und gesammelt und ruhig den Stürmen des Lebens standzuhalten.

- Stellen Sie Ihre Füße parallel zueinander, und zwar so weit voneinander entfernt, dass Ihre Faust zwischen die Großzehenballen passt.
- Nehmen Sie bewusst Kontakt zum Boden auf, der Sie trägt, egal ob Sie in Schuhen stehen oder barfuß sind.
- Schmiegen Sie – so gut, wie Ihr Schuhwerk es zulässt – die Außenkanten der Fersen und die Großzehenballen deutlich an den Boden.

- Ziehen Sie die Schließmuskeln des Afters ganz leicht zusammen und aktivieren Sie so Ihren Beckenboden.
- Richten Sie sich an Ihrer inneren vertikalen Achse entlang auf, bis sich Ihr Kopf in etwa lotrecht über dem Becken befindet.
- Atmen Sie ruhig weiter und spüren Sie – auch dann, wenn es Sie zunächst noch etwas anstrengen sollte – die Stabilität Ihres Standes.

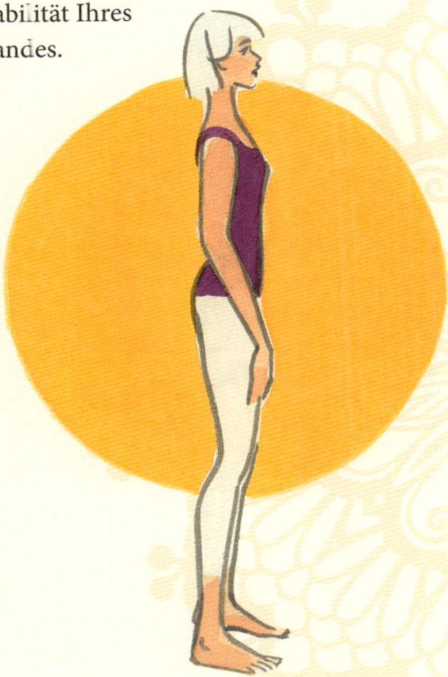

DIE KATZE IM SITZEN

Katzen sind Meister darin, sich so zu bewegen, dass sie sich wohlfühlen. Nehmen Sie genau diese Vorstellung mit in die Bewegung, die dem Buckel-Machen und dem Sich-wohlig-Strecken einer Katze gleicht. Genießen Sie sie!
Und nehmen Sie in der Bewegung wahr, wie wohltuend es für die innere Balance ist, sich abwechselnd in sich selbst zurückzuziehen und wieder dem Leben zu öffnen.
Sie können diese Übung auf jedem Stuhl machen, auch auf einem Zug- oder Flugzeugsitz. Sie entlastet verkrampfte Rückenmuskeln und regt die Atmung wieder an.

- Kommen Sie an den vorderen Rand der Sitzfläche und stellen Sie Ihre Füße parallel zueinander und ungefähr beckenbreit auf.
- Atmen Sie ruhig aus. Machen Sie einen Katzenbuckel und schauen Sie in Richtung Nabel. 1
- Atmen Sie tief und wohlig ein, während Sie Ihren Rücken durchstrecken, sodass sich der Brustkorb hebt. Schauen Sie nach oben. 2
- Fahren Sie mit dieser Bewegung im Rhythmus Ihres Atems fort.
- Achten Sie darauf, Ihre Wirbelsäule ganz achtsam und aktiv zu bewegen, während der Kopf nur passiv mitgeht.

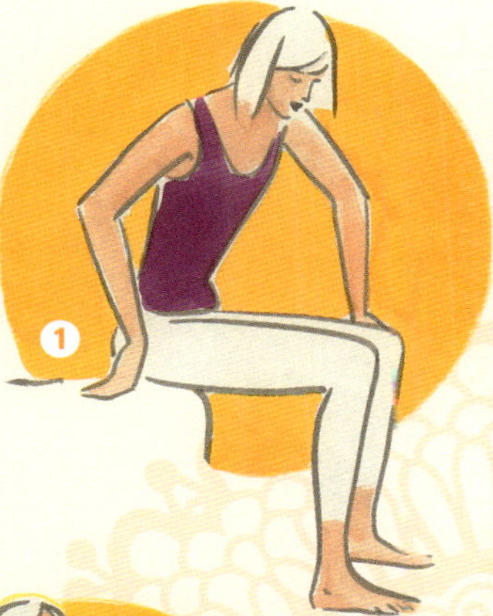
1

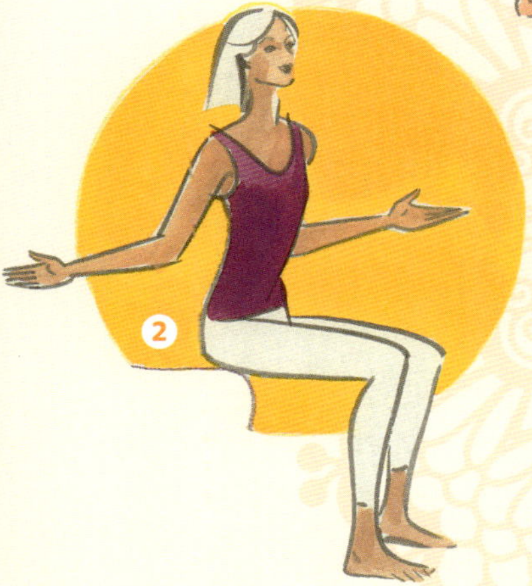
2

UM DIE INNERE ACHSE KREISEN

Für diese Übung brauchen Sie etwas Platz um sich herum. Sie erfrischt schnell und hilft, wieder tief durchzuatmen und den Kopf freizukriegen.

- Stellen Sie sich in eine leichte Grätsche, die Füße etwa schulterbreit auseinander.
- Machen Sie sich Ihre vertikale Achse bewusst. Beginnen Sie, sich um diese herum zu drehen, und nehmen Sie den Kopf dabei mit.

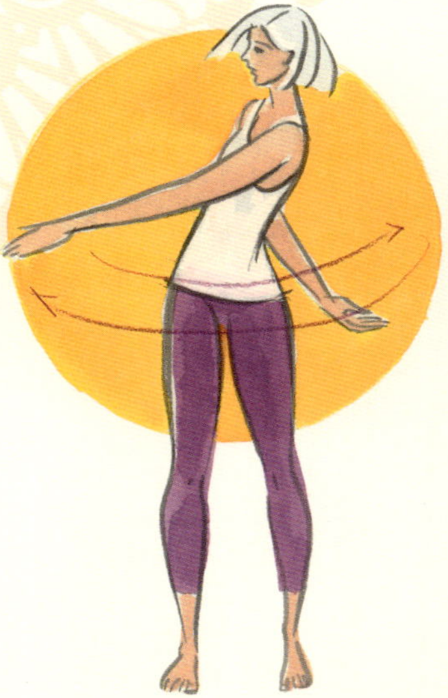

- Lassen Sie Ihre Arme entspannt um den Körper fliegen. Am Ende der Drehung lassen Sie Ihre Hände mit einem leichten Klaps auf dem Brustkorb landen, was die Atmung aktiviert.
- Fahren Sie damit so lange fort, wie es Ihnen Spaß macht, und atmen Sie einfach ruhig und entspannt weiter. Spüren Sie, wie ruhig Ihre Achse ist. Sie gleicht der Nabe des Rades, um das sich alles dreht und das selbst in sich ruht.
- Spüren Sie anschließend kurz nach.

Asana auf der Matte

Die folgenden Asanas stehen beispielhaft für die ganze Fülle der Yogahaltungen, die über die Jahrhunderte hinweg entwickelt worden sind. Jedes Asana greift ein bestimmtes Thema auf.

Sie können die Haltungen einzeln üben oder als Sequenz. Dann wird daraus eine Yogastunde, die alle wichtigen Aspekte der Yogapraxis berücksichtigt (mehr Tipps zum Üben siehe Seite 91).

DER SONNENGRUSS
SURYA NAMASKAR

Der Sonnengruß steht für alle Übungen, deren Fokus auf dem Bewegungsfluss liegt, und leitet oft die anderen Übungen ein. Es gibt viele unterschiedliche Sonnengruß-Formen. Die hier gewählte Version ist so aufgebaut, dass fast jeder Mensch zu fast jeder Tageszeit in der Lage ist, diesen Sonnengruß zu üben. Sonnengrüße mobilisieren, erwärmen und machen wach.

1. Stehen Sie aufrecht, die Füße hüftgelenkbreit, die Hände in Grußhaltung. Atmen Sie tief aus.
2. Heben Sie einatmend die Arme über den Kopf und schauen Sie hinauf zu den Daumen.
3. Beugen Sie sich ausatmend vor, entspannen Sie den Kopf, stellen Sie die Hände vor die Füße.
4. Heben Sie einatmend den Oberkörper mit geradem Rücken und schauen Sie nach vorn.
5. Kommen Sie ausatmend in den Vierfüßlerstand und machen Sie einen Katzenbuckel.
6. Biegen Sie einatmend den Rücken durch und schauen Sie nach vorn.
7. Stellen Sie die Zehen auf, spreizen Sie Ihre Finger und schieben Sie sich ausatmend nach hinten und oben in den Hund. Verweilen Sie so für fünf Atemzüge. Immer wenn Sie ausatmen, ziehen Sie die Bauchdecke nach innen und oben.

8 Machen Sie einatmend zwei bis drei Schritte nach vorn, bis die Füße zwischen den Händen stehen. Dann heben Sie den Oberkörper, legen die Hände an die Knie und schauen nach vorn.

9 Lassen Sie ausatmend Rumpf und Kopf entspannt sinken.

10 Einatmend richten Sie sich auf, führen die Hände in Grußhaltung hoch und schauen hinauf.

1 Lassen Sie ausatmend die Arme sinken.

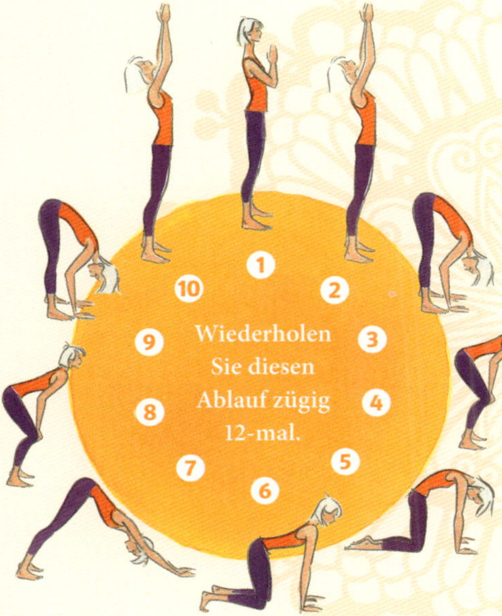
1
2
3
4
5
6
7
8
9
10
Wiederholen Sie diesen Ablauf zügig 12-mal.

DER HELD

VIRABHADRASANA

Der Held steht beispielhaft für alle Standhaltungen des modernen Yoga.
Diese Variante der Heldenhaltung (Held 1) mit ihrer langgestreckten Rückbeuge schenkt uns Kraft, Stabilität, Klarheit und Weite im Herzraum.
Machen Sie die Heldenhaltung besonders dann regelmäßig, wenn Sie schwierige Zeiten durchleben. Verbinden Sie sich mit der Kraft Ihrer Beine und öffnen Sie sich bewusst im Herzraum den Herausforderungen des Lebens.

- Machen Sie im Stand mit dem linken Fuß einen beherzten Schritt nach hinten und stellen Sie die Zehen auf. Belasten Sie Groß- und Kleinzehenballen möglichst gleichmäßig. Beugen Sie das vordere, rechte Bein.
- Achten Sie darauf, dass Ihre Füße in etwa beckenbreit stehen. Dehnen Sie sich über die hintere Ferse nach hinten und unten, bis das Bein gestreckt ist. Atmen Sie tief ein.
- Heben Sie die Arme und schauen Sie gerade nach vorn. Bei Schulterproblemen finden Sie gegebenenfalls eine andere Armhaltung.
- Atmen Sie ruhig und tief ein und aus. Lassen Sie die Kraft von Ihrem Herzen allmählich in den ganzen Körper strömen.

- Spüren Sie die Kraft Ihrer Beine und Ihrer Rückenmuskeln und die Weite und Leichtigkeit im Brust- und Herzraum.
- Verweilen Sie so mindestens 10 Atemzüge lang.
- Dann nehmen Sie das rechte Bein nach hinten und wiederholen diese Haltung für weitere 10 Atemzüge mit der anderen Seite.

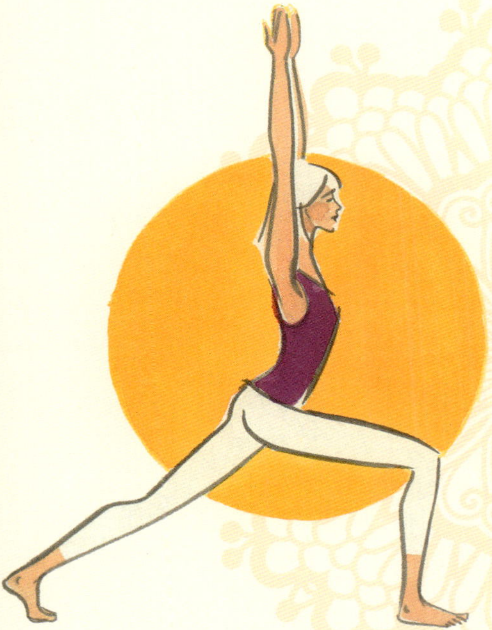

DER HUND

ADHO MUKHA SHVANASANA

Dieses Asana ist aus dem modernen Yoga nicht mehr wegzudenken und sicher wird keines öfter geübt. Der Hund, der nach unten schaut, ist eine moderate Umkehrhaltung, die Bauch und Rücken entspannt und dadurch den Atem vertieft. Als intensiver Armstütz kräftigt sie das Herz. Da das Gesicht nach innen weist, hilft die Haltung, zu sich zu kommen und Ruhe zu finden.

- Kommen Sie in den Vierfüßlerstand.
- Biegen Sie einatmend den Rücken durch und schauen Sie nach vorn.
- Stellen Sie die Zehen auf, spreizen Sie die Finger und schieben Sie sich ausatmend nach hinten und oben in die Haltung des Hundes. (1)
- Heben Sie die Fersen weit nach oben, beugen Sie die Beine etwas an und streben Sie mit dem Bauch zur Vorderseite der Oberschenkel. Lassen Sie so Ihren Rücken ganz lang und die Achseln ganz weit werden.
- Dann senken Sie langsam die Fersen ab und strecken Ihre Beine, aber nur so weit, dass Ihr Rücken ganz lang bleiben kann.
- Verweilen Sie so für mindestens 10 Atemzüge. Jedes Mal, wenn Sie ausatmen, ziehen Sie aktiv die Bauchdecke nach innen und oben.

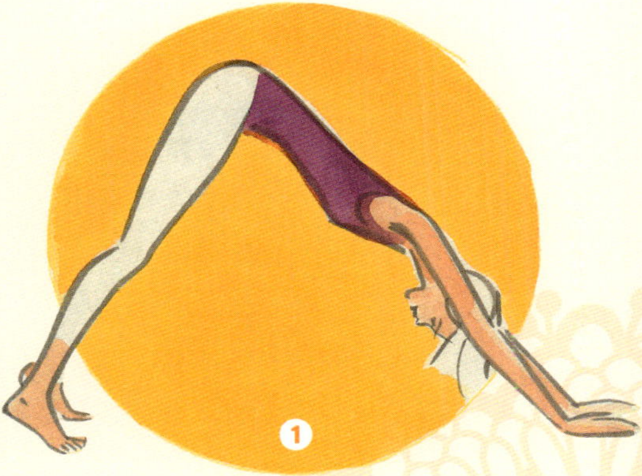

- Schauen Sie in Richtung Nabel oder zur Nasenspitze: Das wird Sie darin unterstützen, gesammelt und verinnerlicht zu bleiben.
- Wenn Sie zu ermüden beginnen, beugen Sie langsam die Beine. Bringen Sie die Knie zum Boden und falten Sie sich zusammen in die Haltung des Kindes. 2
- Ruhen Sie und bleiben Sie ganz sich selbst zugewandt.

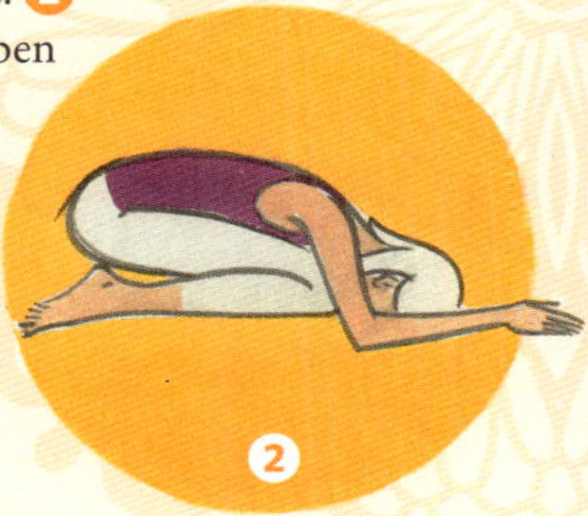

UMKEHRHALTUNG

VIPARITA KARANI MUDRA

Umkehrhaltungen sind im Yoga jene Positionen, bei denen der Kopf tiefer ist als der Nabel, allen voran der Kopfstand, der Handstand und der Schulterstand. Umkehrhaltungen helfen, sich zu sammeln und zu zentrieren. Sie beruhigen und klären den Geist. Die hier gewählte Variante des Schulterstandes ist (fast) allen Menschen auch ohne größere Vorbereitung möglich.

- Kommen Sie in die Rückenlage. Nehmen Sie die Arme dicht an den Körper und ziehen Sie die angewinkelten Beine an den Bauch.
- Strecken Sie die Beine in Richtung Kopf aus und lösen Sie dadurch das Becken vom Boden.
- Stützen Sie Ihr Becken so mit den Händen ab, dass die Fingerspitzen zum Steißbein weisen.
- Strecken Sie die Beine aus und finden Sie eine Körperhaltung, in der Rumpf und Beine sich in einem Winkel von etwa 45 Grad befinden.
- Bewegen Sie einige Male den Kopf nach links und rechts, bis Sie das Gefühl haben, dass Ihr Nacken entspannt und frei ist.
- Verweilen Sie so für mindestens 12 Atemzüge und atmen Sie ruhig und tief in Ihren Bauchraum. Entspannen Sie bewusst den Raum hinter Ihrer Stirn.

- Um die Haltung zu verlassen, beugen Sie die Beine an und senken Ihre Knie in Richtung Stirn. Rollen Sie langsam Ihren Rücken und das Becken zum Boden zurück.
- Stellen Sie die Füße vor dem Becken auf, heben Sie das Becken und verweilen Sie für 5 bis 6 Atemzüge in der Schulterbrücke.
- Rollen Sie den Rücken ab, bis er wieder auf dem Boden liegt, und kommen Sie für einige Atemzüge in die Rückenlage.

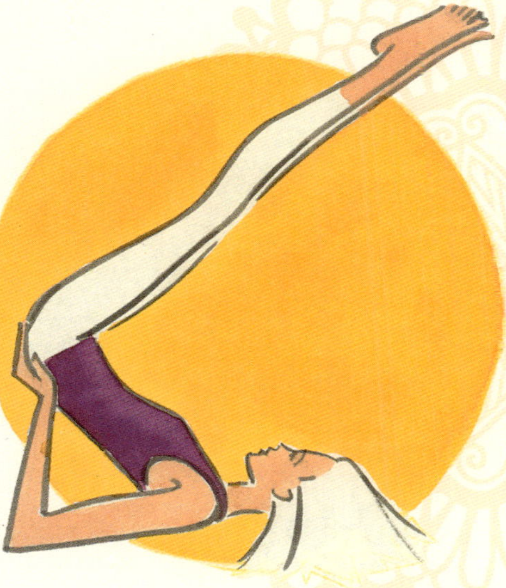

DER DREHSITZ

ARDHA MATSYENDRASANA

Der Drehsitz steht hier stellvertretend für die vielen asymmetrischen Haltungen im Yoga. Sie ermöglichen uns, bewusst die Unterschiedlichkeit unserer beiden Körperseiten zu erfahren, die durch einseitigen Gebrauch entsteht. Gleichzeitig helfen solche Haltungen, diese Einseitigkeiten im Gehirn und im Körper wieder auszugleichen. Drehungen gelten zudem als aktivierend für unsere Verdauung und Atmung.

Drehen Sie sich ganz bewusst erst nach links. Diese Seite wird im Yoga dem Mond zugeordnet und verbindet uns mit Einkehr und Ruhe. Dann erst drehen Sie sich zur rechten Seite, die der Sonne, der Welt und unserer Tatkraft zugeordnet wird.

- Kommen Sie in den Langsitz. Ziehen Sie eine Gesäßhälfte nach der anderen mit den Händen nach hinten und außen.
- Stellen Sie das linke Bein angebeugt auf und legen Sie den rechten Fuß an die linke Gesäßhälfte. Dehnen Sie sich aus der Wirbelsäule einatmend nach oben.
- Dann drehen Sie sich ausatmend nach links.
- Legen Sie einatmend den rechten Arm außen an das linke Bein und umfassen Sie den Fuß, um die Drehung zu fixieren.

- Stellen Sie die linke Hand so hinter dem Gesäß auf, dass sie Sie bei der Aufrichtung unterstützt.
- Entspannen Sie Ihre Schultern und verweilen Sie für einige ruhige, tiefe Atemzüge in dieser Haltung. Wenden Sie sich ganz bewusst Ihrer linken Seite zu.
- Kehren Sie dann zur Mitte zurück. Lassen Sie das linke Bein ausgleiten, stellen Sie das rechte Bein angebeugt auf und drehen Sie sich wie eben beschrieben nach rechts.
- Verweilen Sie auch in dieser Drehung einige Atemzüge lang.

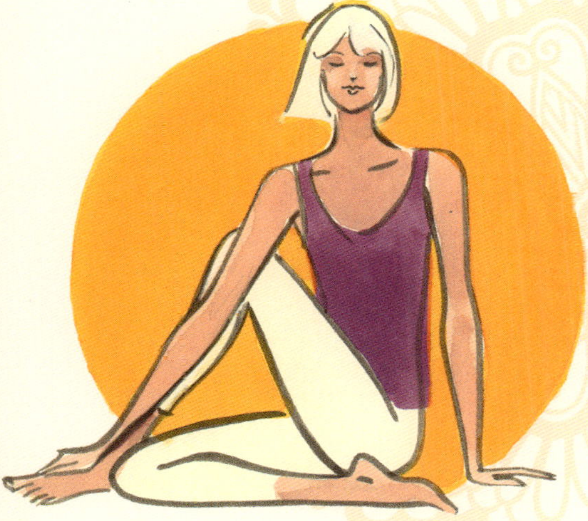

DER BEQUEME SITZ
MUKTASANA

Der Yoga kennt eine Vielzahl von Sitzhaltungen, sodass jeder Mensch mindestens eine findet, in der er länger verweilen kann. Sitzhaltungen sind Schlüsselstellungen des Yoga, denn in ihnen werden sowohl Pranayama (Atemübungen) als auch alle Formen der Meditation geübt.
Als wichtigste Sitzhaltung gilt in allen Yogatraditionen der Lotossitz (Padmasana). Da er vielen westlichen Menschen große Mühe bereitet, wird hier stattdessen die Bequeme Sitzhaltung beschrieben. Durch ihre breite Basis hilft sie uns, uns zu erden und zu verwurzeln.

- Setzen Sie sich auf den vorderen Rand eines Sitzkissens, einer zusammengefalteten Decke oder eines Sitzkeils, um Ihre Knie- und Hüftgelenke nicht unnötig zu belasten.
- Ziehen Sie die Beine zu sich heran. Holen Sie eine Ferse – eventuell mithilfe der Hände – dicht an den Damm und legen Sie die andere Ferse davor.
- Wenn das nicht möglich ist, legen Sie die Füße so weit wie möglich in der Mitte voreinander. Lassen Sie die Knie in Richtung Boden sinken.
- Verwurzeln Sie sich über das Becken und die Beine in der Erde. Werden Sie sich Ihrer verti-

kalen Achse bewusst. Richten Sie sich an ihr aus und wachsen Sie aus ihr heraus.

- Lassen Sie die Schultern nach hinten, außen und unten sinken. Finden Sie eine aufrechte Kopfhaltung, in der Ihr Nacken ganz entspannt bleiben kann.
- Lassen Sie Ihren Atem ruhig ein- und ausströmen, ohne auf ihn einzuwirken. Geben Sie sich Raum, um ganz bei sich anzukommen.
- Verweilen Sie so im aufrechten Sitz, in sich ruhend, ohne innerlich zu erstarren.

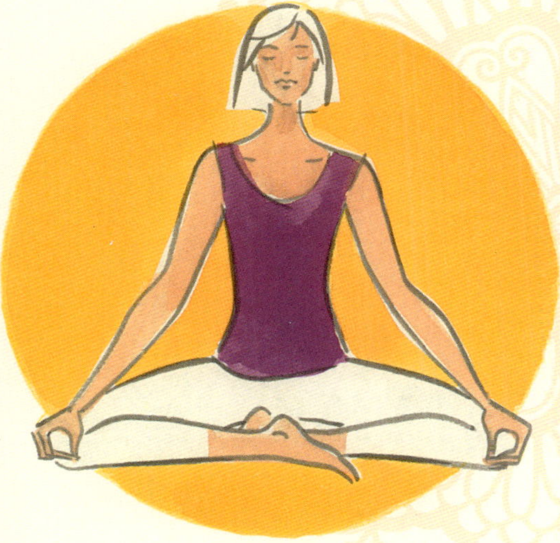

DIE TOTENHALTUNG

SHAVASANA

In der Totenhaltung liegt man so regungslos wie ein Toter und ist gleichzeitig äußerst wach und bewusst. Sie bietet vollkommenen Rückzug, intensive Sammlung und unterstützt uns dadurch, dass sich Geist, Gemüt und Körper wieder innig miteinander verbinden. Shavasana steht oft am Ende einer Übungspraxis.

- Legen Sie in der Rückenlage die Arme bequem neben den Körper.
- Schieben Sie die Schultern weit von den Ohren weg. Lassen Sie die Beine entspannt aus den Hüftgelenken sinken und entspannen Sie die Füße in den Fußgelenken.

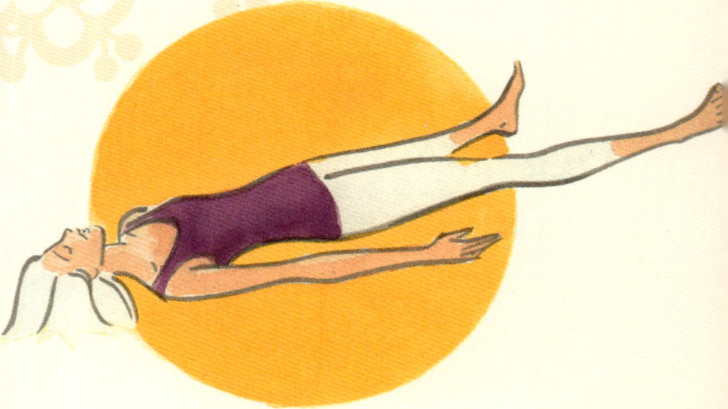

- Schließen Sie die Augen und ziehen Sie sich ganz in Ihren inneren Raum zurück.
- Verweilen Sie so völlig regungslos. Atmen Sie ruhig weiter und bleiben Sie innerlich ganz wach und präsent.
- Spüren Sie das feine Schwingen und Vibrieren der Lebensenergie in Ihrem Körper und lauschen Sie dem ruhigen Kommen und Gehen Ihres Atems.
- Um die Übung zu beenden, recken, strecken und räkeln Sie sich genüsslich in alle Richtungen, bevor Sie sich langsam wieder aufsetzen.

Finden Sie ein Zeitfenster zwischen 5 und 45 Minuten für Ihr Übungsprogramm – mindestens 3-mal pro Woche, besser 5-mal.

Verabreden Sie sich fest mit sich selbst auf der Yogamatte: Tragen Sie die Termine in Ihren Kalender ein, bis Sie von allein daran denken.

Machen Sie sich keine Schuldgefühle, wenn Sie mal (länger) verhindert sind. Beginnen Sie einfach immer wieder neu. Denn: Yoga tut gut!

Der Sonnengruß (Seite 78) ist ein prima Mini-Übungsprogramm! Für 10 Sonnengrüße brauchen Sie nur zirka 12 Minuten. Das reicht, um den Tag frisch zu beginnen oder um abends wieder runterzukommen.

Pranayama: den Atem lenken

Im Yoga steht der Atem immer im Mittelpunkt. Schon vor Jahrtausenden haben die Yogameister erkannt, dass er sowohl Ausdruck des Lebens ist als auch das Bindeglied zwischen Körper, Seele und Geist.

SICH ÜBERS ATMEN MIT DEM LEBEN VERBINDEN

Die Atemkunde und die bewusste Atemführung werden im Yoga Pranayama genannt. *Prana* bezeichnet die Lebensenergie, die jede Zelle unseres Körpers durchströmt. Sie wird als die Kraft angesehen, durch die sich die Intelligenz des Lebens ausdrückt, das sich im steten Prozess des Werdens und Vergehens aus sich selbst heraus erhält und immer wieder neu erschafft. *Yama* bedeutet Lenkung und Regulierung und im Kontext des Yoga-Sutra die bewusste Ausrichtung des Prana. Pranayama gilt als das eigentliche Tor in die Yogapraxis, denn wenn wir beginnen, uns bewusst und intensiv unserem Atem zu widmen, wird sich unser Geisteszustand nachhaltig verändern.

Die Wirkung auf den Geist

Sehr früh schon haben die Meister des Yoga gelehrt, dass sich unser Geisteszustand durch die Art des Atmens intensiv beeinflussen lässt. Man nimmt an, dass bereits die ersten Yogis vor etwa 3500 Jahren mit dem Atem experimentiert haben und dabei feststellten, dass sie sich in ekstatische Zustände ebenso wie in Zustände tiefer Ruhe hineinatmen konnten.
In unserem oft stressigen Alltag können wir eine beruhigende Technik sehr gut brauchen. Patañjali, der den Yoga als »das Zur-Ruhe-Kommen der Bewegungen des Geistes« definiert, empfiehlt bestimmte Atemübungen, um Problemen und Hindernissen (Seite 37 ff.) gelassener zu begegnen:

> *»Atemübungen, die eine Betonung und Verlängerung der Ausatmung einschließen, können dazu dienen, unseren Geist ruhiger werden zu lassen.«*
>
> Patañjali (Desikachar): Yoga-Sutra 1.34

Ganz ähnlich äußert sich ja auch der Volksmund, wenn er uns dann, wenn wir in Schwierigkeiten sind, empfiehlt: »Nun atme erst mal tief durch!«

Atemachtsamkeit entwickeln

Der erste Schritt in Pranayama ist immer, Atemachtsamkeit zu entwickeln. Damit ist gemeint, dass wir lernen, unseren Atem zu beobachten, ohne ihn dabei in irgendeiner Weise zu beeinflussen. Das ist leichter gesagt als getan, denn normalerweise reagiert unser Atem ganz schnell und subtil auf jede Beobachtung.

Es kann also durchaus einige Wochen oder Monate dauern, bis wir dem Ziel der reinen Atembeobachtung näherkommen. Aber die Mühe lohnt sich, denn nun können wir unmittelbar erfahren, wie direkt und fein jede noch so kleine Regung unseres Geistes den Atem beeinflusst. Dabei werden wir vor allem feststellen können, dass jede Form von mentaler Anspannung – also auch Konzentration – den Atem irgendwie blockiert.

Atem und Geist entspannen

Patañjali sagt, dass unser alltäglicher Atem rau und meist stockend sei, da er eigentlich fast immer die Unruhe unseres Geistes widerspiegele. Die Übung besteht nun vor allem darin, unseren Geist und unseren Atem zu entspannen, damit er nach und nach zu seinem natürlichen Fließen zurückfinden kann.

Wie genau das geht, haben wir ja schon bei Asana eingeübt, wo es hieß: Finden Sie bei allem, was

Sie tun, genau das richtige Maß an Anstrengung und lassen Sie alle überflüssige Anspannung los. Wenn Ihr Atem ruhig und fein wird, wissen Sie, dass Sie Ihre Energie perfekt ausbalanciert haben.

Den Atemrhythmus verlangsamen

Wenn wir gelernt haben, die Spannkraft von Geist und Körper durch das Üben auszubalancieren, kommt der nächste Lernschritt: die Aus- und Einatmung verlängern und Atempausen setzen. Normalerweise sind wir im Alltag recht kurzatmig. Deswegen wirkt allein schon das bewusste Verlängern des Aus- und des Einatems sehr günstig auf unsere Atmung.

DEN AUSATEM VERLÄNGERN

Im Yoga gilt der Ausatem als besonders wichtig. Offensichtlich haben die Yogis schon immer beobachtet, dass es uns sehr schwerfallen kann, wirklich lang und tief auszuatmen, weil Ausatmen so viel mit Entspannung und Loslassen zu tun hat. Es ist auch unmöglich, tief einzuatmen, wenn man zuvor nicht mit dem Ausatmen Raum für den neuen Atem geschaffen hat.

DEN EINATEM VERLÄNGERN

Erst wenn unsere Lungen und die Atemwege ganz entspannt sind, können wir beginnen, auch den

Einatem zu vertiefen. Sind sie noch nicht so weit, dann wird jeder Versuch einer tiefen Einatmung nur zu einem Gefühl von Anspannung oder sogar Blockierung führen. Es heißt deswegen in vielen Yogatraditionen, dass uns – wenn wir nur entspannt und tief genug ausatmen – der volle, tiefe Einatem ganz von allein geschenkt wird.
Bewusst tief einzuatmen wird eher mit einer geistigen Einstellung des »Haben-Wollens« verbunden und gilt deshalb als eher ungünstig.

PAUSEN MACHEN

Ganz typisch für den Yoga sind die Atempausen, denn es zeigt sich, dass dann, wenn der Atem zur Ruhe kommt, auch der Geist ruhig wird. Es geht weniger darum, die Pausen zu *machen*, als vielmehr darum zu lernen, in den natürlichen Pausen, die am Ende jedes Ein- und Ausatmens entstehen, ganz entspannt zu verweilen. Dadurch beruhigt sich der Rhythmus des Atems, und wir atmen weniger häufig pro Minute.
Solch eine Atemweise regt im vegetativen Nervensystem den Vagusnerv an. Dieser Teil unseres Nervensystems ist dafür zuständig, uns immer wieder zu entspannen und einen Zustand wacher Ruhe zu ermöglichen. Und genau dieser Zustand erlaubt uns am besten, klar zu denken und uns innerlich günstig auszurichten.

Die Pforte zum Yogazustand

Wenn wir regelmäßig üben, unseren Atem zu verlängern und zu entspannen, dann wird er allmählich immer öfter fein und fließend. Solch ein feiner, subtiler Atem tendiert dazu, von ganz allein immer stiller zu werden. In solchen Momenten großer Ruhe kann der Eindruck entstehen, gar nicht mehr zu atmen. Patañjali nennt diese Erfahrung den »vierten Zustand« (*caturtha*), also einen Zustand jenseits vom normalen Wachzustand, von Traum und Schlaf. Wir gelangen auf eine Bewusstseinsebene, in der wir ganz in uns ruhen und in großer Innigkeit und Tiefe unsere Teilhabe am Leben erfahren.

Der Atem ist die Pforte zwischen unserem alltäglichen Bewusstsein und dem Yogazustand. Deswegen ergibt eine Yogapraxis ohne Atemachtsamkeit keinen Sinn. Sie wird damit zum Dreh- und Angelpunkt unseres Übens. Dabei werden im Laufe der Zeit sowohl unser Atem als auch unsere Achtsamkeit immer subtiler und vermögen uns immer direkter in den Yogazustand zu führen.

> *»Die regelmäßige Praxis von Pranayama verringert die Blockaden, die uns an einer klaren Wahrnehmung hindern.«*
>
> Patañjali (Desikachar): Yoga-Sutra 2.52

Atemübungen für den Alltag

Nehmen Sie sich mindestens fünf Minuten Zeit für jede Atemübung – egal wie hektisch Ihr Alltag gerade ist. Es lohnt sich!

ATEMACHTSAMKEIT

Diese Grundübung können Sie während des Tages, aber auch bei Schlafproblemen in der Nacht machen – immer dann, wenn Sie sich beruhigen oder sammeln und wieder mit Ihrem inneren Sein in Kontakt treten wollen. Sie können diese Übung im Liegen, Sitzen, Stehen oder Gehen machen, kurz: überall und jederzeit.

- Wenn möglich, ziehen Sie sich vom Getriebe des Alltags zurück. Ansonsten gehen Sie bewusst in den Zustand des inneren Beobachters.
- Begleiten Sie Ihren Atem, wenn er einströmt und wenn er ausströmt. Versuchen Sie nicht, sich in sein Kommen und Gehen einzumischen. Betrachten Sie ihn vielmehr wie das Kommen und Gehen der Wellen am Strand.

- Spüren Sie den Rhythmus dieses Kommens und Gehens. Machen Sie sich bewusst, dass Ihr Atem sich seinen eigenen Rhythmus erschafft und dass er kommt und geht, ohne dass Sie sich darum kümmern müssen.
- Entspannen Sie sich mehr und mehr, während Sie weiter Ihrem Atem lauschen. Wenn die Gedanken nicht zur Ruhe kommen, sagen Sie sich innerlich mit jedem Einatmen: »Ich atme ein« und mit jedem Ausatmen: »Ich atme aus«.
- Lächeln Sie Ihrem Atem zu! Dann kann er gleich viel entspannter fließen.

DIE ATEMPAUSE
KUMBHAKA

Diese Atemübung passt perfekt an das Ende Ihrer Asana-Übungspraxis. Sie können sie aber auch am Ende eines Tages üben, um abzuschalten und zur Ruhe zu finden. Ideal ist, wenn Sie sich für eine Weile in einer bequemen Sitzhaltung einfinden können. Sind Sie sehr erschöpft oder schon im Bett, können Sie aber auch im Liegen üben.

- Kommen Sie in einen bequemen und aufrechten Sitz Ihrer Wahl, entweder auf dem Boden oder auf einem Stuhl.
- Verbinden Sie sich mit dem Kommen und Gehen Ihres Atems. Lassen Sie ihn so, wie er jetzt

gerade ist, aber stellen Sie sich vor, sich mit jedem Atemzug etwas mehr zu entspannen.

- Atmen Sie in aller Ruhe aus – und machen Sie einen Moment lang gar nichts. Warten Sie in aller Ruhe, dass der Einatem kommt.
- Atmen Sie entspannt und wohlig ein oder lassen Sie die Luft einfach in sich einströmen. Wenn Sie angenehm gefüllt sind, verweilen Sie kurz in diesem Moment der Fülle.
- Warten Sie in aller Ruhe, bis der Ausatem kommt, und atmen Sie aus.
- Fahren Sie damit für mindestens 3 Minuten fort und entspannen Sie Ihren Atem mehr und mehr.

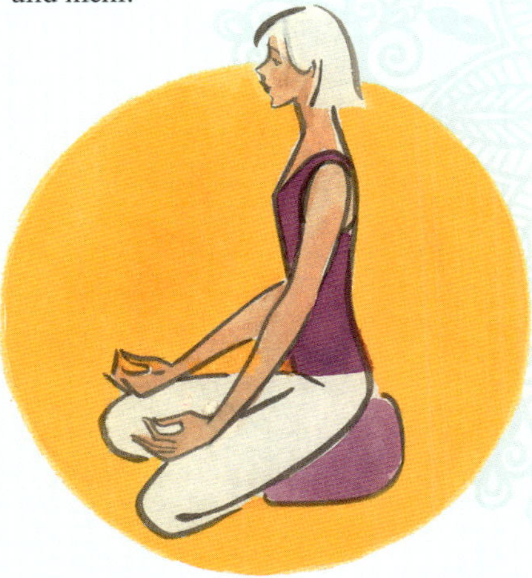

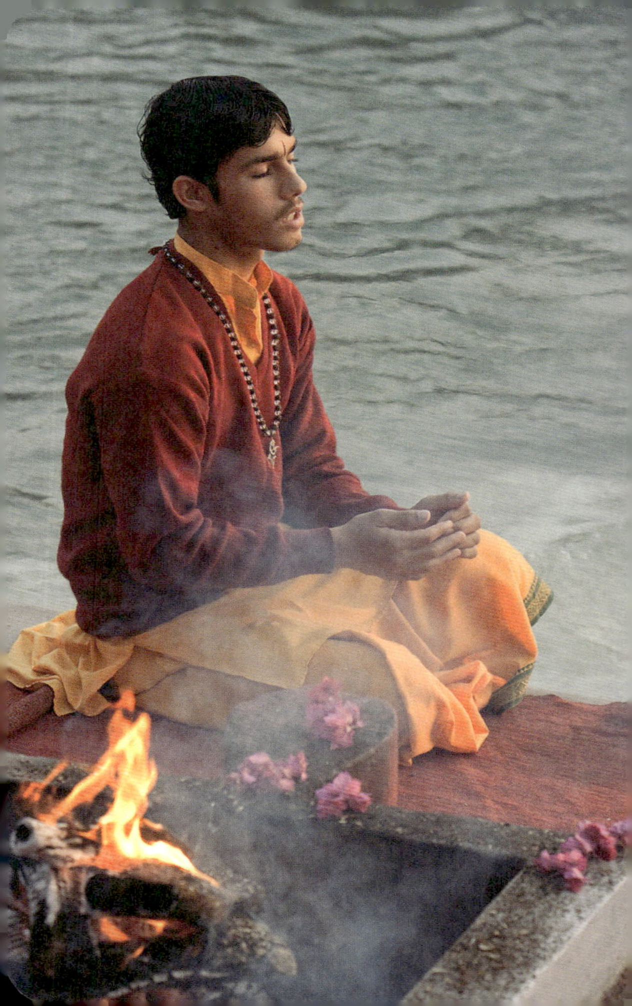

Pratyahara: zu sich kommen

Pratyahara ist das »Zurückziehen der Sinne«. Es bedeutet, die Wahrnehmung von außen abzuziehen und nach innen zu richten, um durch mehr Ruhe und Distanz zu sich selbst zu finden.

In einer Welt, die vielerorts von Reizüberflutung geprägt ist, kann das »Zurückziehen der Sinne« sehr hilfreich sein. Einerseits ist damit die Fähigkeit gemeint, willentlich und bewusst abzuschalten, damit wir wieder zu uns kommen und uns effektiv regenerieren können. Pratyahara bedeutet aber auch, die Sinne durch das aktive Zurückziehen unter Kontrolle zu bekommen, um nicht mehr so reaktiv handeln zu müssen.

DAS ZURÜCKZIEHEN DER SINNE

Dass Menschen schon immer Mühe hatten, ihre Sinne zu kontrollieren, können wir alten Texten wie dem Yoga-Sutra entnehmen. Damit wird klar, dass ein bewusster und achtsamer Umgang mit unseren Sinneseindrücken keineswegs nur für den modernen Menschen schwierig ist, sondern für den menschlichen Geist an sich. Das hat ganz grundlegend damit zu tun, wie wir wahrnehmen.

Sinneswahrnehmung und Gefühle

Die Neurowissenschaften konnten in den letzten Jahren beweisen, dass wir angesichts der unvorstellbaren Fülle an Informationen, die ständig auf uns einstürmen, nur das auswählen, was für uns in diesem Moment bedeutungsvoll ist. Und bedeutungsvoll ist nur das für uns, was wir als angenehm oder unangenehm bewerten, was also mit Emotionen verbunden ist. Alles, was wir als neutral erfahren, löst keinen Sinnesreiz aus (Seite 23). Denken Sie nur mal daran, wie es Ihnen in einer Menschenmenge ergeht, zum Beispiel beim Einkaufen oder auf einem Bahnhof. Nehmen Sie in einer solchen Situation einzelne Menschen wahr? In der Regel sicher nicht – es sei denn, Sie kennen die Person oder sie erinnert Sie an jemanden. Von all den vielen neutralen Reizen bleibt kein Sinneseindruck zurück, denn sie sind einfach nicht *eindrucksvoll* genug!

Spielball der Sinne und Kleshas

Alles, was nicht rausgefiltert wird, löst also Gefühle in uns aus. Manches ruft kaum wahrnehmbare

Emotionen hervor, anderes dagegen löst wahre Gefühlsstürme von Zustimmung oder Ablehnung in uns aus. Gerade wenn solche starken Gefühle im Spiel sind, werden auch unverzüglich unsere Störprogramme, die Kleshas (Seite 31), aktiviert:

- Raga: wenn wir haben wollen, was wir sehen, riechen, hören, fühlen oder schmecken.
- Dvesha: wenn wir etwas nicht haben beziehungsweise vermeiden wollen.
- Asmita: wenn wir den Sinneseindruck persönlich nehmen und uns zum Beispiel geschmeichelt oder abgelehnt fühlen.
- Abhinivesha: wenn wir uns durch das Wahrgenommene verunsichert oder geängstigt fühlen.
- Avidya: wenn wir einem Sinneseindruck mehr Bedeutung und Wichtigkeit beimessen, als er in Wirklichkeit hat.

WENN DIE SINNE UNS BEHERRSCHEN

Die Yogis sagen, dass wir normalerweise unweigerlich zum Spielball unserer Sinneseindrücke werden. Vor allem zwischen den beiden großen polaren Kräften von Hingezogensein und Abgestoßensein werden wir ständig hin und her geschubst. Wenn wir unsere Sinne nicht unter Kontrolle haben, machen sie mit uns, was sie wollen! Sie lassen uns zum Beispiel eine ganze Tafel Schokolade essen, weil wir sie jetzt unbedingt haben wollen (Klesha Raga) – selbst dann, wenn wir wissen, dass wir Zucker eigentlich nicht gut vertragen und uns hinterher der Magen wehtun wird.

Sinnesreize beunruhigen den Geist

Oft reichen kleine Sinnesreize, um unsere Stimmung in Sekundenschnelle zu verändern. Wir alle wissen, wie ein kurzes Lächeln unsere Stimmung aufhellt und wie im Gegenteil ein kurzer Blick, den wir als unfreundlich deuten, schlagartig unsere Stimmung in den Keller sausen lassen kann. Auf jeden Fall wird jedoch unser Geist dadurch beunruhigt. Wir merken, dass uns etwas beschäftigt, aufregt, erfreut, bewegt …
Beachten Sie bitte die passive Formulierung! Sie drückt sehr schön aus, dass wir einen Reiz, der vermittels der Sinne auf uns einwirkt, ungefragt die Regler am Mischpult unserer Gefühle und Stimmungen rauf- oder runterschieben lassen. Deswegen heißt es in einer der wichtigsten Weisheitsschriften Indiens, der 2500 Jahre alten Bhagavadgita, so treffend:

> *»Schweifende Sinne, denen das Bewusstsein folgt, reißen den Verstand mit sich fort, so wie die Winde ein Schiff auf See mit sich forttragen.«*
>
> Bhagavadgita 2.67 (übersetzt von Sri Aurobindo)

Deswegen gilt die Kontrolle der Sinne, das heißt ihre bewusste Nutzung, im Yoga als sehr wichtig.

Erlernen Sie den Schildkrötenmodus

Ein Symbol für Pratyahara ist die Schildkröte, denn sie ist in der Lage, wann immer sie will, ihre Gliedmaßen und ihren Kopf von der Welt zurückzuziehen und sich dadurch vollkommen in sich zu versenken. Wer seine Sinne in ähnlicher Weise von den äußeren Dingen zurückziehen kann, »dessen Einsicht ruht auf einem starken Fundament in der Weisheit«, heißt es in der Bhagavadgita (2.58). Es lohnt sich also zu lernen, die Sinne unter Kontrolle zu bringen und sie unter bestimmten Umständen sogar vollständig – so wie eine Schildkröte – von den Sinnesreizen zurückziehen zu können.

DER INNERE BEOBACHTER IST GEFRAGT

Um noch mal auf das Beispiel mit der Schokolade zurückzukommen: Wir sehen einen leckeren Schokoriegel – und unsere Sinne versuchen, uns rein gewohnheitsmäßig dazu zu verführen, ihn an uns zu bringen und aufzuessen.
Jetzt ist unser innerer Beobachter gefragt. Er kriegt mit, dass hier ein altes Ritual abläuft: Schokolade sehen, haben wollen – und schon zergeht sie zart schmelzend in unserem Mund. Meist wi-

der besseren Vorsatz und besseres Wissen. Der innere Beobachter sagt: »Stopp!« Und er stellt die wichtigen, weil handlungsweisenden Fragen: »Will ich diesem Reiz jetzt nachgeben? Brauche ich die Schokolade? Tut sie mir (oder jemand anderem) jetzt wirklich gut?«
Damit beginnen wir, immer dann, wenn unsere Sinne uns mit sich fortzureißen versuchen, Stopp zu sagen und kurz zu bedenken, was für ein Programm hier gerade mal wieder abläuft. Dadurch werden wir langfristig in der Lage sein, uns von den Anhaftungen und Identifikationen zu lösen, die bewirken, dass unser Geist wieder und wieder unruhig wird (dabei hilft auch der Klesha-Check, siehe Seite 33).
Aus dieser Selbstbeherrschung können sich Gleichmut und ein friedvoller Geist entwickeln. Und der ist der beste Garant dafür, dass wir unseren Alltag bewältigen, ohne in Stress zu geraten.

»Wer mit den Sinnen über die Gegenstände nur hinstreift, mit Sinnen, die dem Selbst untertan sind, und befreit von Begierde und Ablehnung ist, gelangt in eine weite und heitere Klarheit von Seele und Temperament. Leidenschaft und Kummer haben dort keinen Raum mehr.«

Bhagavadgita 2.64–65 (Aurobindo)

Die Sinne im Alltag zügeln lernen

Hier können Sie lernen, wie Sie auch mitten im Getriebe des Alltags wieder etwas Abstand vom Geschehen gewinnen.

DEN INNEREN BEOBACHTER SCHULEN

Um die Sinne zu kontrollieren, ist vor allem eines notwendig: Achtsamkeit! Trainieren Sie deshalb zuerst den inneren Beobachter, um überhaupt einmal bewusst mitzubekommen, wie blitzschnell und impulsiv Sie auf Sinneseindrücke reagieren. Für diesen Lernschritt brauchen Sie Beharrlichkeit und Geduld. Sie werden dabei viel über sich selbst erfahren und lernen, sich von unbewussten Reaktionen abzukoppeln, indem Sie sie klar benennen.

- Es gibt in Ihnen eine Instanz, die Ihnen wohlwollend und nicht wertend einfach dabei zuschauen kann, wie Sie Ihr Leben führen und welche Absichten Sie in Ihrem Handeln leiten. Das ist Ihr neutraler innerer Beobachter.

Erlauben Sie ihm, Ihre Reaktionen zu beobachten – und zwar im Denken, Fühlen und in den daraus resultierenden Handlungen.

- Reservieren Sie jeden Tag einen bestimmten Zeitraum, um sich bewusst zu machen, wie Sie auf Sinneseindrücke reagieren, zum Beispiel während Sie einkaufen, im Internet surfen oder am Arbeitsplatz.
- Notieren Sie alles, was Ihnen besonders auffällt. Das Aufschreiben wird Ihnen helfen, den Wust von Eindrücken zu ordnen und zu klären.
- Beobachten Sie, dass Sie auf Sinneseindrücke, die Sie stören oder die Ihre Stimmung beeinträchtigen, immer wieder reflexhaft reagieren?
- Schulen Sie nun Ihren inneren Beobachter, ganz besonders auf solche Reize zu achten.
- Lehren Sie ihn, solche reflexhaften Reaktionen einfach zu benennen, ohne sie zu bewerten. Wenn Sie zum Beispiel plötzlich Gier auf Schokolade spüren, sagt er: »Da ist Gier auf Schokolade.« Wenn Frust in Ihnen aufsteigt, sagt er: »Da ist Frust.«
- Beobachten Sie gleichzeitig, wie Sie dadurch von solchen inneren Triebkräften wie Gier oder Frust Abstand nehmen können.
- Üben Sie ein, mithilfe des Beobachters die Stopptaste zu drücken, wenn Sie merken, dass Ihre Sinne Sie mal wieder reizen wollen, etwas

Bestimmtes zu tun (zum Beispiel Schokolade zu essen, obwohl sie Ihnen nicht guttut).

- Üben Sie ein, sich die Fragen zu stellen: »Was geschieht hier gerade?« »Für wen ist das gut?« »Brauche ich das wirklich, wozu meine Sinne mich jetzt verführen wollen?«
- Beobachten Sie, wie Sie mithilfe dieser Übung zunehmend Gleichmut entwickeln, sodass die Sinneseindrücke und die daraus resultierenden Gedanken und Gefühle nicht länger »Ihren Verstand mit sich fortreißen, so wie die Winde ein Schiff auf See mit sich forttragen«.

SICH INNERLICH AUSKLINKEN

Die folgende Übung können Sie fast überall machen: wenn Sie in einer Menschenmenge warten müssen, am Flughafen, im Zug oder Nahverkehr und überall dort, wo Sie sich unbemerkt einfach mal kurz ausklinken möchten – zum Beispiel, weil Sie sich in sich zurückziehen wollen, um sich zu regenerieren oder um einen ungestörten Moment der inneren Stille zu genießen.

Diese Übung ist nicht nur sehr hilfreich, um sich in der Öffentlichkeit in sich zurückzuziehen, ohne dabei aufzufallen. Sie hilft auch, ganz schnell den Geist und die Augen zu erfrischen.

Sie können im Sitzen oder Stehen üben, nach einiger Übung sogar im Gehen!

- Schließen Sie für einen Moment die Augen und ziehen Sie sich in das Innere Ihres Kopfes zurück. Finden Sie dort einen Bereich, der Ihnen das Gefühl vermittelt, ganz bei sich zu sein und in sich zu ruhen.
- Verweilen Sie dort für einige Atemzüge und entspannen Sie diesen Bereich ganz bewusst.
- Öffnen Sie dann entspannt die Augen. Stellen Sie sich vor, hinaus in die Welt zu schauen, während Sie mit diesem ruhigen Ort im Inneren Ihres Schädels verbunden bleiben.
- Schauen Sie mit einem ganz entspannten, weichen Blick auf alles, was sich in Ihrem Blickfeld befindet, ohne es genau zu sehen. Lassen Sie einfach Ihren Blick auf dem ruhen, was da ist.
- Verweilen Sie in dieser Art des Schauens so lange, wie es Ihnen angenehm ist.
- Um die Übung zu beenden, fokussieren Sie einfach Ihren Blick. Sofort werden Sie wieder über das Sehen mit der Welt verbunden sein.

DAS VERSCHLIESSEN DER FÜNF TORE

Mit den fünf Toren sind die vier Sinnestore gemeint: Augen, Ohren, Nase, Mund und – symbolisch – die Haut als fünftes Tor für den Tastsinn. Sobald diese Tore mit den Fingern verschlossen sind, nehmen wir nichts mehr von der äußeren

Welt wahr. Stattdessen erfahren wir unsere innere Welt sinnlich, vor allem durch das Hören der inneren Töne, zum Beispiel des Atemgeräuschs. Diese Übung gilt im Hatha-Yoga als besonders hilfreich, um die Unruhe unseres Geistes unter Kontrolle zu bringen und ruhig zu werden.

- Lassen Sie sich an einem Ort nieder, an dem Sie etwa 5 Minuten ungestört bleiben können. Kommen Sie in einen bequemen und aufrechten Sitz Ihrer Wahl.
- Verschließen Sie mit den Daumen die Ohren, legen Sie die Zeigefinger sanft über die Augen, die Mittelfingerkuppen seitlich an die Nasenflügel, die Ringfinger auf die Oberlippe und die kleinen Finger auf die Unterlippe.
- Lauschen Sie aufmerksam dem Geräusch Ihres Atems, während Sie ruhig und tief in Ihrem eigenen Rhythmus entspannt ein- und ausatmen.
- Wenn nach dem Ein- oder Ausatmen Pausen entstehen, lassen Sie sie zu.
- Beenden Sie die Übung, wenn Sie merken, dass Ihre Arme ermüden, und legen Sie die Hände zurück auf die Knie oder in den Schoß. Spüren Sie in Ihrem Inneren noch eine Weile mit geschlossenen Augen nach.
- Bleiben Sie Ihrer inneren Welt auch dann ganz verbunden, wenn Sie die Augen wieder öffnen.

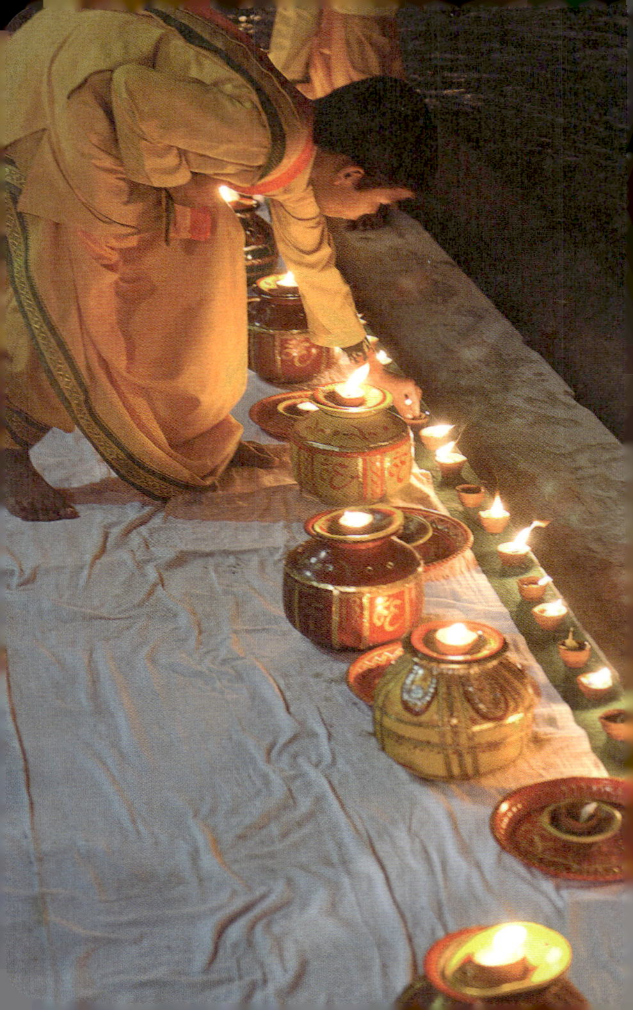

Dharana: Ausrichtung finden

Dharana nennt der Yoga die Fähigkeit, die Aufmerksamkeit aktiv zu fokussieren. Sie entsteht durch unsere bewusste Entscheidung, über einen gewissen Zeitraum bei einer Sache zu bleiben.

Dharana wird gewöhnlich mit »Konzentration« übersetzt. Um zu illustrieren, was das eigentlich bedeutet, erklärte der bekannte indische Yogameister T. K. V. Desikachar einmal in einem Seminar, der Begriff Dharana bedeute eigentlich »alles in einer Hand halten«. Und jeder von uns versteht sofort: Es ist schwierig und ungünstig, wenn wir versuchen, viele Sachen gleichzeitig in einer Hand zu halten. Je weniger Sachen wir zu halten versuchen, desto leichter wird es. Und am günstigsten und entspanntesten ist es zweifellos, wenn wir nur eine einzige Sache halten!
Auch wenn uns also mittels dieses Bildes das Prinzip von Dharana sofort einleuchtet, zeigt doch die Lebenserfahrung, dass es ziemlich anspruchsvoll

ist, den Geist auf eine einzige Sache auszurichten. Unser Geist hat nämlich im Laufe des Lebens die Neigung entwickelt, sich sehr schnell ablenken zu lassen. Dazu kommt, dass wir in der modernen Gesellschaft Konzepte von Effizienz entwickelt haben, die von uns verlangen, jederzeit schnell auf Reize zu reagieren. Zum Beispiel müssen wir ständig per Mobiltelefon erreichbar sein, jede E-Mail sofort beantworten, sollen immer alles gleich erledigen … So lassen wir uns ständig ablenken von dem, was wir gerade tun. Nur durch Multitasking ist das alles zu bewältigen.

VOM MULTITASKING ZUR KONZENTRATION

Wenn in den Medien Multitasking illustriert werden soll, dann sehen wir oft eine Frau mit mindestens vier Armen, die in jeder Hand etwas hält, das symbolisch für einen Arbeitsbereich steht: für Arbeit, Familie, Fitness, Haushalt, Privatleben und so weiter. Über Jahre hinweg ist insbesondere den Frauen suggeriert worden, dass sie es schon schaffen könnten, alle Aufgaben gleichzeitig zu bewältigen oder ständig zwischen den verschiedenen Anforderungen hin und her zu springen – wenn sie sich nur genügend anstrengen.
Heute sehen wir aber vor allem, dass ein solcher Anspruch Menschen krank macht. Erschöpfung

und Burnout sind immer häufiger die Auswirkungen einer solchen Lebensweise.

Konzentriert zu arbeiten ist effizienter

Umfangreiche soziologische, psychologische und medizinische Studien haben zudem deutlich werden lassen, dass Multitasking die Effizienz nicht steigert, sondern vielmehr mindert. Wer ständig viele Sachen gleichzeitig bedenken und erledigen muss, verliert schon mal den Überblick und macht Fehler! Deswegen beginnt man auch in der Arbeitswelt ganz langsam wieder, vom Ideal der vollkommenen und gleichzeitigen Machbarkeit aller Aufgaben abzurücken.
Untersuchungen haben gezeigt, dass unser Gehirn viel besser arbeitet und dass wir insgesamt viel bessere Resultate erzielen, wenn wir eins nach dem anderen machen und uns dabei immer nur auf das konzentrieren, was wir jetzt gerade tun.

Das Wesentliche erkennen und Prioritäten setzen

Um zu solch einer inneren Ausrichtung zu finden, brauchen wir die Fähigkeit, Prioritäten zu setzen. Um Prioritäten zu setzen, müssen wir erkennen, was wirklich wichtig ist – und was unwichtig ist. Um das Wesentliche vom Unwesentlichen unterscheiden zu können, gibt uns Patañjali einen ganz

hervorragenden Tipp: Er sagt, dass das Wesentliche auch immer langfristig wichtig ist, das Unwesentliche dagegen nicht.
Die Ausrichtung auf das Wesentliche unterstützt uns sehr darin, unseren Geist zu beruhigen und Stress entgegenzuwirken. Und sie lässt uns erkennen, wie wir ganz konzentriert und ausgerichtet in aller Ruhe eine Aufgabe nach der anderen erfüllen oder eine komplexe Aufgabe Punkt für Punkt erledigen können.

SICH AUF EIN ZIEL AUSRICHTEN

Wenn wir zum Beispiel ein bestimmtes Asana oder einen bestimmten Bewegungsablauf erlernen wollen, dann können wir uns auf eine spezielle Übungspraxis ausrichten, die uns dabei optimal unterstützt. Wenn wir entscheiden, was uns jetzt wichtig ist und was zu tun ist, dann werden all die Ablenkungen, die unseren Geist sonst umtreiben, keine Wirkung mehr zeigen.
Sobald Sie wissen, wo Sie hinwollen, können Sie in Ruhe Schritt für Schritt Ihren Weg gehen!

»Die Fähigkeit, über einen langen Zeitraum in einem Zustand der Ausrichtung zu verweilen, entwickelt sich durch regelmäßiges und ununterbrochenes Üben.«

Patañjali (Desikachar): Yoga-Sutra 3.10

Die Konzentration im Alltag schulen

Lernen Sie, Ihre Energien zu bündeln und in eine Richtung zu lenken. Sie werden sehr schnell merken, was Sie alles umsetzen können, wenn Sie Ihre Aufmerksamkeit nicht mehr verzetteln.

RICHTEN SIE SICH AUS

Setzen Sie sich am besten einmal pro Woche hin, um die Planung für die nächsten sieben Tage aufzuschreiben. Dabei überdenken Sie auch die noch bestehende Planung und passen sie gegebenenfalls an. Sie brauchen dafür einen Schreibblock, bunte Stifte und möglichst einige Haftnotizzettel.

- Nehmen Sie sich zu einem festen Zeitpunkt etwa 15 Minuten Zeit – idealerweise am Beginn der Woche.
- Schreiben Sie erst einmal ohne groß nachzudenken alles auf, was Sie in den nächsten sieben Tagen erledigen wollen beziehungsweise welche Projekte Sie angehen möchten – zum Beispiel:

der Mutter bei der Vorbereitung ihres Geburtstags helfen, das Fahrrad zur Inspektion bringen, sich zum VHS-Kurs anmelden, mit der Freundin ein längeres Telefonat führen, den überquellenden Schrank aufräumen – und so weiter. Genauso können Sie natürlich berufliche Projekte auflisten.

- Überlegen Sie nun, was davon aktuell wirklich wichtig und wesentlich ist. Unterstreichen Sie drei Projekte, auf die Sie Ihre Energie in der kommenden Woche ausrichten wollen.
- Nummerieren Sie diese drei Anliegen durch.
- Schreiben Sie das wichtigste Anliegen auf einen bunten Haftnotizzettel. Legen Sie darauf auch ganz genau fest, wann und wie lange Sie sich diesem Vorhaben jeden Tag widmen werden.
- Kleben Sie den Zettel dorthin, wo Sie ihn oft und gut sehen können.
- Richten Sie nun Ihre ganze Energie auf die Umsetzung Ihres Anliegens aus, egal ob es beruflicher oder privater Natur ist.
- Erst wenn Sie merken, dass Ihr Projekt wirklich gut in Gang gekommen oder erledigt ist, planen Sie die Umsetzung Ihres nächsten wichtigen Anliegens.
- Unterstützen Sie sich vor allem bei größeren Projekten, zum Beispiel beim Erlernen einer Sprache, indem Sie sich immer wieder sagen:

»Ich behalte mein Ziel (benennen Sie es genau) im Auge und komme Schritt für Schritt voran!«
- Wenn Sie Ihr Anliegen oder Projekt schließlich umgesetzt haben, denken Sie unbedingt daran, sich selbst zu loben! Dadurch verbindet das Belohnungszentrum Ihres Gehirns eine Ausrichtung und Konzentration allmählich immer mehr mit Wohlgefühl.

GENIESSEN SIE IHRE KONZENTRATION

Meistens denken wir beim Thema Konzentration an Anstrengung und Arbeit. Bei dieser Übung werden Sie merken, dass sie auch etwas sehr Einfaches und Lustvolles sein kann.

- Machen Sie sich bewusst, was Sie im Alltag wirklich gern und hingebungsvoll tun. Vielleicht ist es Ihre Yogapraxis, der Spaziergang, die tägliche Dusche oder das Kochen.
- Wählen Sie Ihren absoluten Favoriten aus.
- Wenn Sie sich das nächste Mal dieser Tätigkeit widmen, seien Sie wirklich ganz bei der Sache. Machen Sie das, was Sie tun, voller Hingabe.
- Nehmen Sie wahr, wie mühelos Konzentration sein kann und wie problemlos es Ihnen gelingt, die innere Ausrichtung zu halten.
- Und dann genießen Sie einfach dieses Gefühl!

EINE YOGAÜBUNG IM FOKUS

Wenn Sie über einen Zeitraum von mindestens sechs Wochen ein bestimmtes Asana oder eine spezielle Atemübung in den Fokus Ihrer Aufmerksamkeit stellen, werden Sie nicht nur feststellen, dass Ihnen das Üben immer leichter fällt und immer mehr Spaß macht, sondern Sie werden das, was Sie ausgewählt haben, auch immer tiefer erkennen und durchdringen können.

- Wählen Sie aus Ihrem Übungsprogramm eine spezielle Übung aus oder entscheiden Sie, was Sie gerne neu erlernen möchten – zum Beispiel den Sonnengruß (Seite 78).
- Finden Sie ein geeignetes Zeitfenster, damit Sie sich mindestens fünfmal pro Woche dieser Übung widmen können. Am besten machen Sie einen festen Termin mit sich selbst. Ihn einzuhalten wird Ihnen garantiert jedes Mal ein gutes Gefühl verschaffen.
- Seien Sie achtsam und wohlwollend im Umgang mit sich. Sie können jede Übung nützen, die Sie wirklich interessiert, die Sie darin unterstützt, mehr über sich selbst zu erfahren, und die Sie einlädt, voller Hingabe zu üben.
- Beobachten Sie, wie es Ihnen gelingt, immer öfter und länger bei der Sache zu bleiben, und

wie sich Ihre Wahrnehmung allmählich immer mehr verfeinert. Spüren Sie immer genauer, was Ihnen wirklich guttut und was Sie unnötig anstrengt oder sogar stresst. Werden Sie durch diese feine innere Einstimmung immer mehr zur Expertin/zum Experten für Ihre eigenen Bedürfnisse.

- Das wird dazu führen, dass Sie sich immer feiner und genauer in dem Asana oder Pranayama einrichten können und Ihre Energie zwischen Bemühen und Gelöstheit besser auszubalancieren vermögen.
- Üben Sie so lange, bis Sie das Gefühl haben, das, was Sie kennenlernen oder erlernen wollten, genügend durchdrungen zu haben. Aber denken Sie immer daran: Es geht im Yoga nie um Perfektion. Es geht vielmehr darum, etwas über sich selbst zu lernen!

Führen Sie ein Übungstagebuch. Tragen Sie dort stichwortartig ein, wie Sie vorankommen und wie Sie sich damit fühlen. Lassen Sie ruhig auch unangenehmere Gefühle zu. Sie wissen ja jetzt, wie Ihr innerer Beobachter sie neutral wahrnehmen kann, sodass Sie Distanz zu ihnen gewinnen. Das macht es Ihnen möglich, sie kennenzulernen und mit ihnen umzugehen, ohne sich von ihnen beherrschen zu lassen.

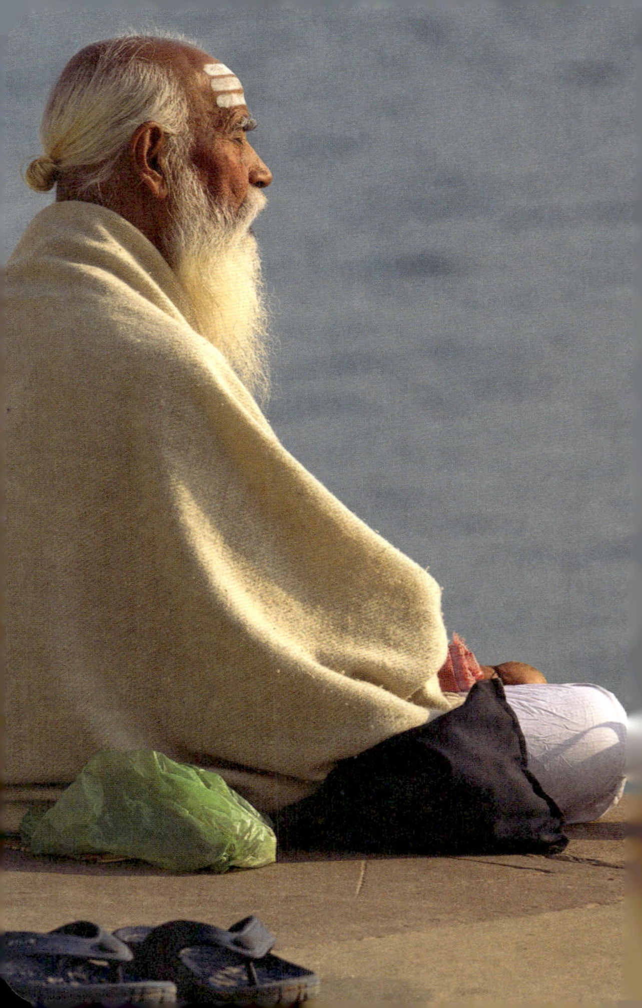

Dhyana: reines Gewahrsein

Meditation ist die heilsamste und nachhaltigste Yogapraxis. Das wurde in den letzten beiden Jahrzehnten durch neurowissenschaftliche und psychosomatische Forschung eindeutig nachgewiesen.

Dhyana ist gewissermaßen die Urform der Meditation, denn aus diesem Zweig der Yogalehre haben sich alle anderen Meditationsformen entwickelt, die wir heute in Asien finden.

Dhyana ist die Weiterführung von Dharana, der Konzentration. Während wir aber in der Konzentration immer darauf achten müssen, dass wir bewusst und aktiv den Fokus der Konzentration halten, fließt der Strom der Aufmerksamkeit in der Meditation von allein. Jetzt gibt es nichts mehr zu *tun,* sondern nur noch zu *sein.*

Meditation ist reine Achtsamkeit, reines Gewahrsein, reines Da-Sein. Nicht mehr und nicht weniger. Sie ist ein Zustand, der dann entsteht, wenn unser Geist ganz wach, ruhig und stabil ist.

SO WIRKT MEDITATION

Kaum ein anderer Bereich der Yogalehre ist so gut erforscht wie gerade die Meditation. Dabei konnten die Neurowissenschaftler übereinstimmend eine Reihe positiver Wirkungen auf unsere körperliche und geistige Gesundheit feststellen. Hier seien nur einige genannt:

- Sie mindert Stressreaktionen,
- stärkt die Areale im Gehirn, die für Stresskontrolle zuständig sind,
- lindert das Schmerzempfinden,
- senkt den Bluthochdruck und beugt koronaren Herzerkrankungen wie Herzinfarkt vor,
- stärkt die Immunabwehr,
- stärkt die mentale Flexibilität und Widerstandskraft (Resilienz),
- lindert Ängste und depressive Verstimmungen,
- hilft, Krisen und schwere Erkrankungen wie Krebs oder Burnout besser zu überstehen,
- unterstützt die Behandlung von posttraumatischen Belastungsstörungen und Traumata nach Unfällen.

»Regungslos wie das Licht einer Lampe an einem windstillen Ort ist das unter Kontrolle gehaltene Bewusstsein des Yogis.«

Bhagavadgita 6.19 (Sri Aurobindo)

Gelassen und stressresistent werden

Die Neurowissenschaftler konnten beobachten, dass Menschen, die regelmäßig zweimal 20 Minuten pro Tag meditieren, schon nach kurzer Zeit in der Lage sind, ihre Wahrnehmung in zunehmender Gelassenheit bei dem verweilen zu lassen, was gerade ist. Dabei war auffällig, dass sie sich weniger in das Geschehen hineinziehen lassen, sondern mehr und mehr zum Beobachter der Ereignisse werden. Dadurch kommt es zu dieser emotionalen Abkoppelung, von der schon im ersten Kapitel die Rede war (Seite 22 ff.).

Eine regelmäßige kurze Meditationspraxis bewirkt, dass wir wieder und wieder – und zwar in zunehmendem Maße – die Erfahrung machen, selbst entscheiden zu können, ob wir uns aufregen oder ärgern wollen, ob uns etwas stört oder verletzt oder aber nicht.

Wir sind also immer besser in der Lage, unsere Gefühle und Gedanken von ihrer Eigendynamik abzukoppeln, die sie oft wie eine wilde Affenhorde umherspringen lässt.

Wir lernen, dass wir es selbst in der Hand haben, unserem Geist eine positive Ausrichtung zu geben – und diese auch aufrechtzuerhalten. Dadurch entsteht das Gefühl der Selbstwirksamkeit. Und dieses Gefühl ist das beste Mittel gegen Stress, das wir aktuell kennen.

Der Umgang mit den Gedanken

Viele Menschen verwechseln Meditation mit »Nicht-Denken«. Dann setzen sie sich hin, schließen die Augen – und können nicht aufhören zu denken. Bei genauerer Beobachtung wird klar, dass dieses Denken kein aktives Tun ist, sondern dass die Gedanken einfach so kommen und gehen, wie sie wollen. Sie folgen dabei schlicht ihrer Natur: Gedanken sind beweglich und flüchtig. Sie entstehen, verweilen kurz – und gehen wieder. Sie lassen sich weder verdrängen oder unterdrücken, noch lassen sie sich halten.
Deswegen ist der wichtigste Schritt in Richtung Meditation, dass wir lernen, dem unaufhörlichen Strom der Gedanken einfach zuzuschauen – so wie den Wellen des Meeres!

AUF EIN OBJEKT MEDITIEREN

Anfangs ist es leichter, wenn wir uns ein Meditationsobjekt suchen, das unseren Geist beschäftigt. Ein solches Meditationsobjekt haben wir schon kennengelernt: unseren Atem (Seite 93). Den Atem zu beobachten ist also bereits Meditation.

> *»Im Zustand von dhyana sind alle Aktivitäten unseres Geistes in einem ununterbrochenen Fluss nur auf dieses eine Objekt hin ausgerichtet.«*
>
> Patañjali (Desikachar): Yoga-Sutra 3.2

Das Meditationsobjekt verstehen

Viele Formen der Yogameditation haben ein einziges Ansinnen: den Geist ruhig werden zu lassen. Bei Patañjali finden wir jedoch auch Anleitungen, die uns zu einem inneren Verständnis für unser Meditationsobjekt führen wollen. Das wichtigste Objekt sind natürlich wir selbst, also unser eigenes Inneres. Aber es lohnt sich auch, über unsere Mitmenschen zu meditieren. Das gibt uns die Chance, sie mal mit ganz anderen Augen zu sehen.

MEDITATION ÜBER SICH SELBST

Wenn wir uns zur Meditation hinsetzen, dann geschieht etwas Bemerkenswertes: Allein durch das Schließen der Augen nehmen wir uns nicht mehr von außen wahr. Das, was bleibt, ist unsere innere Wahrnehmung. Sie vermittelt uns unsere Körperbefindlichkeit, sie informiert uns über Wohlbefinden und Unwohlsein. Alles, was wir dagegen über unser Aussehen, Alter, Status und so weiter wissen, blenden wir ab jetzt bewusst aus.

Wir können uns entscheiden, jedes Mal, wenn wir meditieren, Ferien vom Ego (Seite 16) zu machen, also von der Instanz unseres Seins, die ständig etwas von uns will, die etwas erwartet oder befürchtet, die über schmerzende Knie mault oder sich fragt, warum der Geist ständig so viel plappern muss. Und das allein tut schon sehr gut.

Meditation im Alltag

Sie müssen sich dafür nicht in Ihr stilles Kämmerlein zurückziehen. Auch Maitri kann mitten im Leben stattfinden.

MINI-MEDITATIONEN

- Nehmen Sie sich immer mal wieder eine kurze Auszeit und schauen Sie Ihren Gedanken einfach zu. Lassen Sie sie frei fließen, versuchen Sie, keinen festzuhalten oder wegzuschieben.
- Lauschen Sie auf diese Weise auch dem Fluss Ihres Atems, beobachten Sie sein Kommen und Gehen, ohne ihn beeinflussen zu wollen.

MAITRI: DIE ENTFALTUNG VON GÜTE UND WOHLWOLLEN

Äußerst wohltuend ist die Ausrichtung auf Wohlwollen, Freundlichkeit und Güte, im Yoga *maitri* genannt. Wenn unser Geist beunruhigt ist, weil ihn zum Beispiel (Selbst-)Zweifel quälen, hilft es, uns unseren Herzensqualitäten zuzuwenden.
Die Maitri-Meditation umfasst auch das Einüben von Mitgefühl, Geduld und Nachsicht. Sie bringt uns inneren Frieden und schenkt unserem Körper

viele heilende Impulse. Sie können Ihren Geist jederzeit in diesem Sinne ausrichten, wenn Sie merken, dass unfreundliche Gedanken, Ärger, Wut oder Groll in ihm auftauchen.

- Kommen Sie in eine bequeme Sitzhaltung, in der Sie einige Minuten verweilen können. Schließen Sie die Augen.
- Entspannen Sie Ihren inneren Raum und Ihren mentalen Raum, den Stirnraum.
- Machen Sie sich bewusst, in welchen Lebensbereichen Sie das Gefühl haben, sich schützen, anstrengen und behaupten oder kämpfen zu müssen. Beobachten Sie die Reaktionen Ihres Körpers und Ihres Geistes auf diese Vorstellung: Wo werden Sie eng? Wo werden Sie hart? Was geschieht mit Ihrem Atem?
- Betrachten Sie sich mit Ihren inneren Augen und werden Sie sich bewusst, wie sehr Sie sich immer wieder anstrengen, um sich selbst und andere zufriedenzustellen. Spüren Sie die Aussichtslosigkeit dieser Anstrengung.
- Wenn Sie merken, dass sich in Ihnen Mitgefühl zu regen beginnt, geben Sie diesem Mitgefühl mehr und mehr Raum. Legen Sie es wie eine warme Decke um sich herum.
- Versuchen Sie, alles Strenge, Harte und Bewertende in freundlichen und wohlwollenden

Gefühlen aufzulösen. Hüllen Sie sich in Güte und Wohlwollen ein. Sagen Sie sich, dass alles gut ist, so wie es jetzt ist.

- Entwickeln Sie Güte für all Ihr Bemühen und nehmen Sie wahr, dass dahinter ein großes Bedürfnis steht, gesehen, anerkannt und geliebt zu werden. Befriedigen Sie dieses Bedürfnis, indem Sie zuallererst sich selbst sehen, anerkennen – und in liebender Güte annehmen.
- Üben Sie das wieder und wieder, bis Sie die liebende Güte für sich wirklich fühlen und Ihr Verstand Ihnen nicht mehr dazwischenredet.

Liebende Güte für Anfänger

Wenn Sie große innere Widerstände spüren, sobald Sie sich selbst liebende Güte zu schenken versuchen, dann richten Sie Ihre Gefühle zuerst auf einen Menschen oder ein Wesen – zum Beispiel Ihr Haustier –, für das Sie mühelos Geduld, Verständnis und Wohlwollen empfinden. Üben Sie auf diese Weise ein, überhaupt wieder bewusst mit solchen gewährenden Gefühlen in Verbindung zu treten und sie im wahrsten Sinne des Wortes wirklich zu fühlen.

»Meditation auf das Herz wird uns die Natur unseres Geistes enthüllen.«

Patañjali (Desikachar): Yoga-Sutra 3.34

Und so können Sie weiterüben

- Wenden Sie diese Übung des bewussten Wahrnehmens, Verstehens, Akzeptierens und Annehmens auch auf andere Menschen an: zuerst auf Menschen, die Ihnen sympathisch sind;
- dann auf Menschen, zu denen Sie eher ein neutrales Verhältnis haben;
- und schließlich auch auf jene, die Sie nicht mögen oder mit denen Sie Schwierigkeiten haben.
- Und beobachten Sie, was sich alles in Ihrem Leben verändert, wenn Sie mehr und mehr liebende Güte (Maitri) in sich entfalten.

Maitri-Meditation im Akutfall

Üben Sie diese Meditation immer dann, wenn Sie merken, dass Sie sich über jemanden zu ärgern oder aufzuregen beginnen.

- Nehmen Sie bewusst den Menschen zur Kenntnis, um den es geht.
- Machen Sie sich bewusst, dass ganz sicher irgendjemand ihn jetzt liebt oder wertschätzt – oder wenigstens, dass jemand ihn als Kind geliebt und geschätzt hat.
- Versuchen Sie zu erkennen, was alles an diesem Menschen liebenswert ist. Stellen Sie sich vor, Sie wären jemand, der ihn liebt und schätzt, und nehmen Sie ihn mit dem Herzen wahr.

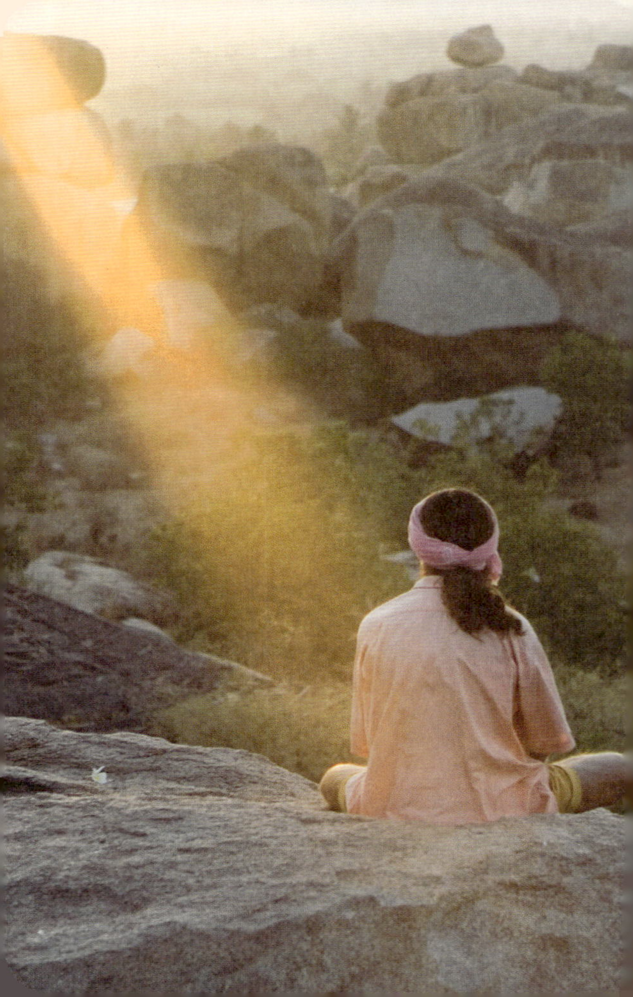

Samadhi: erleuchtete Momente

Samadhi bedeutet Verschmelzung, tiefstes Erkennen und Wissen.

Samadhi entsteht, wenn unser Geist in der Meditation ganz still geworden ist und sich vollkommen mit seinem Meditationsobjekt verbunden hat. In diesem Geisteszustand ist unser Geist rein und klar. Er ist in der Lage, alles vollkommen direkt und unvoreingenommen zu erkennen.
Es heißt im Yoga-Sutra, dass das, was erkannt wird, plötzlich aus sich selbst heraus zu leuchten beginnt. Deshalb wird Samadhi auch manchmal mit »Erleuchtung« übersetzt. Das Dunkel hat sich gelichtet und nun können wir erkennen, was ganz am Grunde unserer selbst verborgen ist.
Samadhi ist das Resultat eines längeren Prozesses, in dem wir durch das Nach-innen-Ziehen der Sinne, die konzentrierte Ausrichtung auf unser inneres Sein und die daraus folgende meditative Erfahrung schließlich ein Gefühl dafür bekommen, wer wir im innersten Wesenskern sind.

Dies kann erst dann wirklich gelingen, wenn wir uns von all dem befreit haben, womit wir uns einengen und einschränken.

DER WEG DER ERKENNTNIS

Alle unbewussten geistigen und materiellen Anhaftungen machen unser Dasein eng und unfrei. Wenn wir uns von ihnen lösen und uns nicht länger mit dem Ego, mit Rollen, Status und Besitz identifizieren, werden wir wahrhaft frei. Diese Freiheit wird im Yoga-Sutra *kaivalya* genannt. Kaivalya heißt wörtlich »Alleinsein« und bedeutet, dass wir uns (endlich!) selbst genug sind.

Von der Ego-Anhaftung zum Selbst-Bewusstsein

Die Yogis gehen davon aus, dass jeder Mensch grundsätzlich aus zwei Ebenen besteht: dem *Ego,* das sich durch unseren Charakter und unsere Denkmuster ausdrückt, und dem *Selbst,* das sich durch Lebendigsein, Bewusstheit und innere Kraft ausdrückt. Oft wird Selbst mit »Seele« übersetzt, also mit dem in uns, was immer rein und unversehrt bleibt, was unsterblich ist und was unseren Tod überleben wird.
Das Selbst ist das, was wir im tiefsten Grunde *sind*, während das Ego alles das ist, was wir durch Vererbung und Prägung *geworden sind.*

DIE GLÜCKSELIGE SEINS-ERFAHRUNG

Die Meister des Yoga erkannten, dass sich unser Menschsein vor allem dadurch ausdrückt, dass wir ganz tief und zweifelsfrei erfahren können, dass wir *da sind*. Diese reine Seins-Erfahrung ist losgelöst von allen Bedingtheiten und Bedürfnissen, weshalb sie zumeist mit dem Gefühl großer Glückseligkeit und Losgelöstheit einhergeht.

> *»In diesem höchsten Zustand des Erkennens basiert das Wissen eines Menschen nicht länger auf Erinnerung oder Schlussfolgerungen. Sein Wissen ist spontan und unmittelbar und von außerordentlicher Qualität und Intensität.«*
>
> Patañjali (Desikachar): Yoga-Sutra 1.49

DAS EGO BEWUSST BENUTZEN

Ein Mensch, der in Samadhi sein Selbst erkennt, verliert allmählich die Anhaftung an sein Ego. Zwar hat er – wie alle Menschen – ein Ego und er wird es mit all seinen Persönlichkeitsmerkmalen sehr oft im Alltag benutzen, weil es da notwendig und praktisch ist. Ein solcher Mensch schlüpft in seine verschiedenen Rollen und füllt sie auch perfekt aus. Aber er weiß, dass es eben nur Rollen sind und dass sein Ego nichts anderes als eine Sammlung unterschiedlichster Rollen ist und nicht das, was ihn wirklich zutiefst ausmacht.

Das Wesen der Welt verstehen

Wenn wir – oft nur für Momente – in den Zustand von Samadhi eintauchen, verstehen wir intuitiv uns selbst ebenso wie das Wesen anderer Menschen. Wir verstehen, dass wir alle dieselben Bedürfnisse teilen: Wir wollen glücklich und frei von Leid sein. Wir begreifen, dass alles auf der Erde, alles in der Gesamtheit unseres Universums, Teil des Lebens an sich ist. Wir erkennen die Kraft der Schöpfung, die auf eine für uns unvorstellbar komplexe und intelligente Weise in allem wirkt. Wir wissen, dass wir selbst – und alle anderen Wesen – wichtige und unverzichtbare Bestandteile im großen Netzwerk der Schöpfung sind.

DIE FREIHEIT DES REINEN SEINS

Wir erkennen den Sinn unseres Da-Seins. Dadurch entsteht ganz natürlich eine tiefe Zufriedenheit und Bedürfnislosigkeit. Im Zustand des Samadhi brauchen wir gar nichts mehr, weder Status oder Ruhm noch Reichtum, noch nicht einmal Liebe. Wir sind uns selbst genug – und das genau ist die Freiheit, von der im Yoga die Rede ist.

Erleuchtete Momente

Immer wieder geschieht es, dass uns ein Moment geschenkt wird, in dem wir unvermutet etwas erkennen und unserem inneren Wissen verbunden sind – zum Beispiel, wenn wir in der Begegnung mit einem Menschen plötzlich das Gefühl haben, ihn wirklich zu erkennen und zu verstehen. Wir erfahren uns dann selbst in unserem Lebendigsein und fühlen uns eingewoben in das große Ganze der Natur und des Lebens. Wir erkennen plötzlich, wie alles zusammengehört und sich in eine klare Ordnung fügt.

EINE ERFAHRUNG JENSEITS DES DENKENS

Solche Momente des Erkennens sind zwar zumeist sehr kurz, können aber sehr intensiv sein. Sobald sich unser Geist darauf stürzt und versucht, sich diese Erfahrung zu erklären, ist der Moment vorbei und wir sind wieder in unsere gewohnten Denkmuster verfallen. Sobald also unser Geist mit seinen Vrittis (Seite 23) aktiv wird, fallen wir aus der Erfahrung des Samadhi heraus. Besonders hinderlich ist die Gewohnheit unseres Geistes, sofort zu hinterfragen, ob wir uns das, was wir gerade erfahren haben, nicht einfach nur einbilden. Die Frage führt aber zu nichts, da unser Gehirn so beschaffen ist, dass es nicht zwischen Einbildung und Realität zu unterscheiden vermag.

> *»Wenn unser Geist mit dem in uns, was erkennt, vollständig identisch ist, herrscht Freiheit.«*
>
> Patañjali (Desikachar): Yoga-Sutra 3.55

Erleuchtete Momente sammeln

Am ehesten können Sie Samadhi-Momente sammeln, wenn Sie meditieren oder sich zumindest kurz in die Stille zurückziehen.

ZWEIMAL TÄGLICH ZUM WESENSKERN

Die Momente bewusst zu erfahren, in denen wir in den Samadhi-Zustand gehen, erfordert ein hohes Maß an Achtsamkeit. Üben Sie regelmäßig, Ihren Geist entsprechend »umzuschalten«.

- Finden Sie jeden Tag einen Zeitraum, in dem Sie sich ganz in sich zurückziehen. Ideal sind zwei feste Termine am Morgen und am Abend, zum Beispiel kurz vor dem Aufstehen oder bevor Sie zu Bett gehen. Selbst fünf Minuten können schon ausreichen.
- Lassen Sie sich tief in sich selbst zurücksinken und erspüren Sie einfach mal, dass Sie ganz da sind, ohne dafür etwas tun oder denken zu

müssen. Spüren Sie das Ein- und Ausströmen Ihres Atems, nehmen Sie bewusst das Pulsieren und Vibrieren in Ihrem Körper wahr, spüren Sie, dass Sie leben.

- Werden Sie sich bewusst, dass all das, was Sie gerade so konkret spüren und erfahren, Ausdruck Ihres Wesenskerns ist. Ihr Wesenskern ist Leben und Bewusstheit und damit Bestandteil des Lebens und des Bewusstseins an sich.
- Lassen Sie sich einfach in diese Erfahrung hineinsinken, ohne sie zu kommentieren oder zu hinterfragen.
- Öffnen Sie nach einiger Zeit die Augen. Bleiben Sie im Innersten ganz mit Ihrem Selbst verbunden. Spüren Sie, wie alles Sein aufs Tiefste miteinander verwoben ist. Das, was alles miteinander verbindet, ist das Selbst, ist der Wesenskern. Das ist das Einzige, was zählt und immer bleibt – egal was auch geschehen mag. Niemand kann Ihnen diese Erfahrung nehmen. Niemand kann sie anzweifeln.
- Genießen Sie diesen Moment Ihres authentischen Daseins und nehmen Sie diese Erfahrung ganz bewusst mit in Ihr Leben.
- Finden Sie im Alltag immer wieder Momente des Innehaltens und Staunens. Öffnen Sie sich ohne Vorbehalte dem, was in einem anderen Menschen aufleuchtet: Das ist sein Wesenskern.

BÜCHER, DIE WEITERHELFEN

Aurobindo, Sri: *Die Bhagavadgita.* Verlag Hinder + Deelmann

Desikachar, T. K. V.: *Über Freiheit und Meditation. Das Yoga Sûtra des Patañjali.* Verlag Via Nova

Ott, Ulrich: *Yoga für Skeptiker.* O. W. Barth Verlag

Sriram, R.: *Patañjali. Das Yogasutra – Von der Erkenntnis zur Befreiung.* Theseus Verlag

YOGATITEL IM GRÄFE UND UNZER VERLAG

Middendorf, Katharina/Sturm, Ralf: *Götter-Yoga*

Wittstamm, Willem: *Yoga für Späteinsteiger*

… VON ANNA TRÖKES

Das große Yoga-Buch

Detox-Yoga (mit CD)

Die Yoga-Box (76 Karten und Leporello)

Yoga für Rücken, Schulter und Nacken (mit Übungsposter)

Yoga. Mehr Energie und Ruhe (mit CD)

Yoga Nidra. Die Yoga-Tiefenentspannung (mit CD)

Anna Trökes/Lisa Freund: *Die Mantra-Box* (50 Karten, Booklet & CD)

Anna Trökes/Detlev Grunert: *Mit Yoga und Ayurveda ganzheitlich heilen*

Anna Trökes/Ronald Steiner: *Yoga für Fortgeschrittene*

WEITERE BÜCHER VON ANNA TRÖKES

Anti-Stress-Yoga. (Buch)

Anti-Stress-Yoga. Ein Kurs für zu Hause (Hörbuch)

Meditationen – Der Weg des Yoga (Hörbuch)
Der Yoga der Upanishaden (Hörbuch)
Alle: Herder Verlag

Die kleine Yogaphilosophie. O. W. Barth Verlag

Yoga-Meditation für Anfänger. Verlag Via Nova

Anna Trökes/Bettina Knothe: *Neuro-Yoga. Wie die alte Weisheitspraxis auf unser Gehirn wirkt.*
O. W. Barth Verlag

ADRESSEN & WEBSITES

Anna Trökes
Singener Weg 23, D-14163 Berlin
anna@prana-yogaschule.de
www.prana-yogaschule.de

Hier finden Sie Adressen von qualifizierten Yogalehrenden in Ihrer Nähe:

BDY – Berufsverband der Yogalehrenden in Deutschland e. V.
Bürgerstraße 44, D-37073 Göttingen
www.yoga.de
www.bdy.de

DIE AUTORIN

Anna Trökes unterrichtet seit 1974 und lehrt seit 1983 innerhalb der Yogalehrerausbildungen des Berufsverbandes der Yogalehrenden Deutschlands (BDY) und anderer europäischer Verbände. Sie hat zahlreiche Bücher, CDs und eine DVD zum Thema Yoga veröffentlicht. In ihrer Arbeit kombiniert sie die Erkenntnisse der Psychologie mit der Yogaphilosophie und den altbewährten Übungen des Hatha-Yoga.

IMPRESSUM

Projektleitung: Angela Hermann-Heene
Lektorat & Satz: Felicitas Holdau
Covergestaltung und Layout: independent Medien-Design, Horst Moser, München
Herstellung: Sigrid Frank
Repro: Longo AG, Bozen

Fotos: Alamy: S. 4/5, 66, 102, 134; Fotofinder/Only World: S. 20; Getty Images: S. 2, 6, 12, 124; Mauritius: S. 44/45; National Geographic Creative: S. 114; plainpicture: S. 46, 92
Illustrationen: Nike Schenkl
Ornamente: Shutterstock

Printed in China

ISBN 978-3-8338-4008-1
3. Auflage 2015

www.facebook.com/gu.verlag

Die GU-Homepage finden Sie unter www.gu.de

GRÄFE UND UNZER

Ein Unternehmen der
GANSKE VERLAGSGRUPPE

QUALITÄTS G|U GARANTIE

DIE GU-QUALITÄTS-GARANTIE

Wir möchten Ihnen mit den Informationen und Anregungen in diesem Buch das Leben erleichtern und Sie inspirieren, Neues auszuprobieren. Alle Informationen werden von unseren Autoren gewissenhaft erstellt und von unseren Redakteuren sorgfältig ausgewählt und mehrfach geprüft. Deshalb bieten wir Ihnen eine 100%ige Qualitätsgarantie. Sollten wir mit diesem Buch Ihre Erwartungen nicht erfüllen, lassen Sie es uns bitte wissen! Wir tauschen Ihr Buch jederzeit gegen ein gleichwertiges zum gleichen oder ähnlichen Thema um.
Wir freuen uns auf Ihre Rückmeldung, auf Lob, Kritik und Anregungen, damit wir für Sie immer besser werden können.

GRÄFE UND UNZER Verlag
Leserservice
Postfach 86 03 13
81630 München
E-Mail:
leserservice@graefe-und-unzer.de

Telefon: 00800 / 72 37 33 33*
Telefax: 00800 / 50 12 05 44*
Mo–Do: 8.00–18.00 Uhr
Fr: 8.00–16.00 Uhr
(gebührenfrei in D, A, CH)*

Ihr GRÄFE UND UNZER Verlag
Der erste Ratgeberverlag – seit 1722.

KGS